数据驱动的癌症基因表达分析方法小探

A Brief Exploration of Data-Driven Cancer Gene Expression Analysis Methods

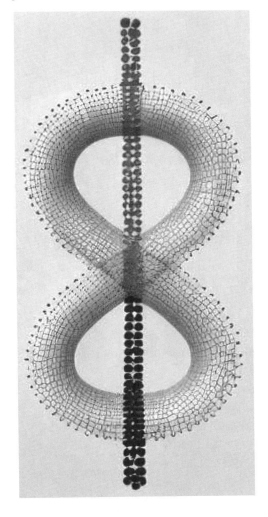

赵旭东 著

哈尔滨工业大学出版社

哈尔滨

内 容 简 介

在全球范围内,癌症仍然是人类健康的重大威胁之一。随着基因组学与大数据技术的发展,癌症研究已进入数据驱动的新阶段。在这一背景下,基因表达数据分析成为研究癌症发生机制和发展精准医疗的重要手段之一。数据驱动的方法能够从复杂的基因组数据中提取出关键信息,提示癌症不同亚型的差异,预测患者的预后,为个性化治疗提供支持。

本书旨在梳理作者近十年来在癌症基因表达数据分析方面的研究工作,为从事相关领域的研究人员和从业者提供参考。

图书在版编目(CIP)数据

数据驱动的癌症基因表达分析方法小探/赵旭东著.
哈尔滨:哈尔滨工业大学出版社,2024.12.—ISBN
978 – 7 – 5767 – 1829 – 4

Ⅰ. R73–39

中国国家版本馆 CIP 数据核字第 20246FY765 号

SHUJU QUDONG DE AIZHENG JIYIN BIAODA FENXI FANGFA XIAOTAN

策划编辑 刘培杰 张永芹
责任编辑 宋 淼
封面设计 孙茵艾
出版发行 哈尔滨工业大学出版社
社 址 哈尔滨市南岗区复华四道街 10 号 邮编150006
传 真 0451 – 86414749
网 址 http://hitpress. hit. edu. cn
印 刷 哈尔滨博奇印刷有限公司
开 本 880 mm×1 230 mm 1/16 印张 8.75 字数 221 千字
版 次 2024 年 12 月第 1 版 2024 年 12 月第 1 次印刷
书 号 ISBN 978 – 7 – 5767 – 1829 – 4
定 价 98.00 元

前　　言

在全球范围内，癌症仍然是人类健康的重大威胁之一。随着基因组学与大数据技术的发展，癌症研究已进入数据驱动的新阶段。在这一背景下，基因表达数据分析成为研究癌症发生机制和发展精准医疗的重要手段之一。数据驱动的方法能够从复杂的基因组数据中提取出关键信息，提示癌症不同亚型的差异，预测患者的预后，为个性化治疗提供支持。

本书旨在梳理作者近十年来在癌症基因表达数据分析方面的研究工作，为从事相关领域的研究人员和从业者提供参考。

全书共分为三个部分，分别介绍了自底向上的联合协变量检测方法和自顶向下的集成检测方法以及基于密度聚类的变量选择方法。

第一部分介绍了自底向上的联合协变量检测方法在差异表达分析和预后生存分析中的应用。首先回顾了差异表达分析的基本概念及其应用，其次展示了结合联合协变量的差异表达分析工具（如 JCD-DEA）和预后生存分析工具（如 JCD-SA）如何在实际的癌症表达谱数据中发挥作用，为读者提供了从基础到应用的清晰路径。

第二部分探讨了自顶向下的联合协变量检测方法。不同于自底向上的方法，本部分聚焦于异质集成分类和集成回归的特征选择策略，深入探讨了如何通过这些策略在差异表达分析和预后生存分析中实现跨平台数据的处理，特别是一些最新的研究成果（如基于异质集成分类、回归的特征选择方法、联合自顶向下和自底向上的特征选择策略等）为癌症基因表达数据的深层次分析提供了新思路。

第三部分介绍了面向密度聚类的变量选择方法。在癌症基因表达数据分析中，聚类分析作为无监督学习的重要分支，能够有效地识别癌症不同分子亚型乃至基因的功能团。通过介绍密度降序聚类算法在特征选择中的应用，展示了其在复杂基因表达数据中的优势和潜力。

本书既包含方法的创新，也关注方法的实际应用，希望为研究人员提供多样的分析工具和思路，以推动癌症基因表达数据分析研究的进一步发展。我们期望通过本书，读者可以深入理解数据驱动方法在癌症研究中的应用前景，为未来的癌症诊断、预后和治疗提供更多启示。

本书的出版得到国家自然科学基金面上项目（编号 62472081 和 62072107）的资助，特此致谢。受出版时间所限，本书内容出处未能做详尽引用说明，仅在此一并致谢。本人阅历尚浅，疏漏在所难免，本人的电子信箱是：zhaoxudong@nefu.edu.cn，随时欢迎读者朋友们批评指正。

为了便于读者阅读书中提供的图片，本书提供二维码，读者可自行扫描图片旁边的二维码查看、学习。

赵旭东

2024 年 12 月 4 日　深夜

于哈尔滨寓所

目　　录

第一部分　自底向上的联合协变量检测方法 1

　第1章　联合协变量的差异表达分析方法 3

　　1.1　联合协变量方法的理论基础 3

　　1.2　联合协变量的特征选择方法 4

　　1.3　联合协变量的特征选择应用 7

　　1.4　小结 15

　第2章　联合协变量的差异表达分析工具 16

　　2.1　联合协变量检测的技术背景 16

　　2.2　联合协变量检测的技术实现 16

　　2.3　联合协变量检测工具的应用 19

　　2.4　小结 27

　第3章　联合协变量的预后生存分析方法 28

　　3.1　预后生存分析的理论基础 28

　　3.2　联合协变量的预后生存分析方法 30

　　3.3　联合协变量的预后生存分析应用 31

　　3.4　小结 38

　第4章　联合协变量的预后生存分析工具 39

　　4.1　预后生存分析的技术背景 39

　　4.2　预后生存分析的技术实现 40

　　4.3　预后生存分析工具的应用 41

　　4.4　小结 46

第二部分　自顶向下的联合协变量检测方法 47

　第5章　异质集成分类差异表达分析方法 49

　　5.1　异质集成分类方法的理论基础 49

　　5.2　异质集成分类的特征选择方法 51

　　5.3　异质集成分类的特征选择应用 53

　　5.4　小结 61

第 6 章　异质集成分类差异表达分析工具 63

　6.1　异质集成分类方法的技术背景 63

　6.2　异质集成分类方法的技术实现 64

　6.3　异质集成分类方法的技术应用 68

　6.4　小结 74

第 7 章　异质集成回归的预后生存分析方法 75

　7.1　异质集成回归方法的理论基础 75

　7.2　异质集成回归的特征选择方法 76

　7.3　异质集成回归的特征选择应用 78

　7.4　小结 84

第 8 章　自顶向下的预后生存分析工具 85

　8.1　自顶向下预后生存分析方法的技术背景 85

　8.2　自顶向下预后生存分析方法的技术实现 85

　8.3　自顶向下预后生存分析方法的技术应用 88

　8.4　小结 92

第 9 章　联合特征选择的预后生存分析方法 94

　9.1　联合特征选择方法的理论基础 94

　9.2　联合自顶向下的特征选择和自底向上的特征枚举 95

　9.3　联合特征选择方法的应用 99

　9.4　小结 112

第三部分　基于密度聚类的变量选择方法 113

第 10 章　基于密度降序的聚类算法 115

　10.1　基于密度降序聚类的研究背景 115

　10.2　基于密度降序聚类的理论基础 116

　10.3　基于密度降序聚类的算法实现 117

　10.4　基于密度降序聚类的应用 118

　10.5　小结 128

参考文献 129

第一部分

自底向上的联合协变量检测方法

第 1 章　联合协变量的差异表达分析方法

表达谱（expression profile）数据是通过高通量技术（如 RNA 测序、微阵列芯片等）获得的与癌症相关的基因表达信息，通常表现为一个二维矩阵。矩阵的行代表基因（如基因转录本、调控基因表达的 miRNA 和 lncRNA 等），列代表样本（如癌组织、癌旁组织甚至转移组织等）。对表达谱数据的差异表达分析聚焦于肿瘤的不同亚型、是否复发或转移等问题，旨在发现引起不同类型表达差异的关键基因。

实际上，医生在采集肿瘤样本时，通常会同时收集同一患者的癌旁组织作为对照，因此现有的公共数据往往包含癌组织和癌旁组织的表达谱数据。传统方法通常通过对两个表达谱矩阵进行差值计算，但这会导致信息丢失。相比之下，本书提出的方法将来自癌组织和癌旁组织的两组同维度表达谱数据叠加成一个三维矩阵，并基于该数据开展联合协变量检测的差异表达分析。

1.1　联合协变量方法的理论基础

传统的差异表达分析方法针对的是二维表达谱矩阵，有以下两种基本思路：①基于单基因，逐一对每个基因进行双样本假设检验，筛选出具有显著差异的低 p 值基因作为差异表达的关键基因集合；②注重分类结果的有效性，通过随机抽取基因和样本的重采样计数，根据袋外（out-of-bag）数据分类准确率的变化，评估随机抽取基因的重要性。

1.1.1　双样本 t 检验

前一种思路通常采用双样本 t 检验（welch's t-test），其计算公式如下

$$t\big(v(i)\big) = \frac{m_2(i) - m_1(i)}{\sqrt{\dfrac{s_1^2(i)}{n_1} + \dfrac{s_2^2(i)}{n_2}}} \text{ ,} \tag{1-1}$$

其中，n_1 和 n_2 分别表示两类样本的样本数量，$m_1(i)$，$s_1^2(i)$，$m_2(i)$，$s_2^2(i)$ 分别表示在特征 i 上两类样本的均值和方差，$v(i)$ 表示自由度。其计算公式如下

$$v(i) = \frac{\big(s_1^2(i)/n_1 + s_2^2(i)/n_2\big)^2}{s_1^4(i)/\big[n_1^2 \cdot (n_1 - 1)\big] + s_2^4(i)/\big[n_2^2 \cdot (n_2 - 1)\big]} \text{ 。} \tag{1-2}$$

相应地，t 统计量的 p 值可以通过查阅双样本 t 检验的分布表来确定。

表达谱数据具有高维小样本特性。为避免假阳性，本书采用样本重排序（re-ranking）方法计算 p 值。在特征 i 上，假设两类样本的表达量没有显著差异，则打乱样本标签不影响 t 统计量的分布。因此，重排序后，特征 i 的 t 统计量对应的 p 值可按以下方式计算

$$p(i) = \sum_{b=1}^{B} \frac{\#\big\{|t_0(i)| \geqslant |t(i)|\big\}}{B} \text{ ,} \tag{1-3}$$

其中，t_0 对应于对类标签进行一次重排序后的零假设，"#"代表计数。

考虑到计算开销的限制，主流做法通常只关注单变量双样本 t 检验的结果，将每个显著差异（如 $p < 0.05$）的基因筛选出来，并将它们组合成差异表达的关键基因集合。然而，这种做法存在一个严重的逻辑漏洞：单变量假设检验忽略了基因间的关联性，实际是默认了基因之间不存在相关关系，而后续的组合步骤则又隐含地承认了这些显著基因之间存在相关关系。因此，在克服计算开销的前提下，应考虑使用多变量双样本 t 检验，或者将多基因投影到一维后，再使用公式(1-1)所示的双样本 t 检验。

1.1.2　Fisher 线性判别准则

传统的差异表达方法也关注分类结果的有效性。本书使用经典的 Fisher 线性判别准则（linear discriminant analysis，LDA）作为分类器，以下将介绍 LDA。LDA 的目标是在特征空间中找到一个投影方向，使得样本的表达量投影到该方向后，两类样本的表达量投影呈现出最大的类间差异。表示最佳投影方向的权向量 $\boldsymbol{w}$ 的表达式如下：

$$\boldsymbol{w} = S_w^{-1}(\boldsymbol{m}_1 - \boldsymbol{m}_2)，\tag{1-4}$$

其中，-1 表示矩阵求逆。$\boldsymbol{m}_1$ 和 $\boldsymbol{m}_2$ 分别代表原特征空间中两类样本的均值，LDA 实质上是通过寻找一个表达量的线性组合来最大化类间差异（类之间的距离）。类内散度矩阵 S_w 的计算公式如下：

$$S_w = \frac{n_1 \sum\limits_{\boldsymbol{x} \in D_1}(\boldsymbol{x} - \boldsymbol{m}_1)(\boldsymbol{x} - \boldsymbol{m}_1)^{\mathrm{T}} + n_2 \sum\limits_{\boldsymbol{x} \in D_2}(\boldsymbol{x} - \boldsymbol{m}_2)(\boldsymbol{x} - \boldsymbol{m}_2)^{\mathrm{T}}}{n_1 + n_2}，\tag{1-5}$$

其中，T 表示转置，$\boldsymbol{x}$ 代表样本。

LDA 分类器的最优化决策边界为 $\boldsymbol{w}^{\mathrm{T}}\boldsymbol{x} + w_0 = 0$，其中，$w_0 = \boldsymbol{w}(\boldsymbol{m}_1 + \boldsymbol{m}_2)/2$。当 $\boldsymbol{x}$ 属于正样本时，$\boldsymbol{w}^{\mathrm{T}}\boldsymbol{x} + w_0 > 0$；反之，$\boldsymbol{w}^{\mathrm{T}}\boldsymbol{x} + w_0 < 0$。因此，属于负类的样本 $\boldsymbol{x}$ 被错分到正类的分类错误率可以记为 $Er_1 = \#\{\boldsymbol{w}^{\mathrm{T}}\boldsymbol{x} + w_0 >= 0\}/n_1$；而属于正类的样本 $\boldsymbol{x}$ 被错分到负类的分类错误率则为 $Er_2 = \#\{\boldsymbol{w}^{\mathrm{T}}\boldsymbol{x} + w_0 < 0\}/n_2$。考虑到两类样本数量的不平衡性，可以将分类错误率定义为

$$Er = (Er_1 + Er_2)/2。\tag{1-6}$$

1.2　联合协变量的特征选择方法

事实上，面向三维表达谱数据的联合协变量差异表达方法主要包括以下三种联合：①癌症数据与癌旁数据的联合；②基因间的联合；③检测方法的联合。这三种联合分别对应于数据的联合、特征的联合和检测方法的联合。在进行癌症表达谱数据的差异表达分析时，任何一种联合都是不可或缺的。如果不联合数据，就会损失信息；如果不联合特征，就会忽略关联；如果不联合方法，就会混淆预测性与可解释性。

1.2.1　数据的联合

癌症数据与癌旁数据之间的联合主要体现在：将两种谱数据联动起来，而非做简单的矩

阵减法。这样做是为了寻找不同类别（例如是否转移）之间存在显著表达差异的关键基因。接下来，我们将探讨这种联合的合理性。

如果不进行联合，而仅做矩阵减法，得到的差异矩阵只能衡量样本在癌组织和癌旁组织中的表达量变化。虽然这种变化的显著性有助于识别与癌症相关的显著基因，但与区分是否转移等类别的关系不大。实际上，在手术过程中，获取患者的癌组织和癌旁组织是一次性的操作，所得数据代表的是患者在手术时间节点的癌症和癌旁表达量，无论患者的肿瘤是否转移，都没有机会获取新的表达量数据。因此，如果通过随访未获得患者确切的转移时间，那么随访的结果只能被视为转移与否的二值标签。因此，可以明确地说，转移与否问题本质上是一个分类问题。反之，如果通过随访获得患者确切的转移时间，那么转移从问题本质上而言就是一个回归问题。

此外，是否患癌与是否转移之间并无明显的因果关系。因此，在只有包含转移和未转移两类样本的情况下，癌症矩阵和癌旁矩阵可能对样本分类都有意义。在癌症矩阵中，两类样本表达量显著差异的基因可能是加速或抑制转移的关键基因；而在癌旁矩阵中，两类样本表达量显著差异的基因，对于转移与否来说，很可能只是噪声。

综上所述，在寻找两类或多类样本中表达量显著差异的关键基因时，必须考虑样本的类别。如果只是癌组织或癌旁组织样本，数据将退化为二维矩阵，此时上述数据的联合不再适用；反之，应在处理方法上同时强化癌组织和癌旁组织表达谱数据的贡献，将二者叠加为三维矩阵进行处理，而非仅进行简单的矩阵减法。

1.2.2　基因的联合

基因间的联合主要体现在：无论选择何种特征选择方法，都应基于多变量的统计或分类结果，而非仅关注单变量。无论是基于假设检验的特征选择，还是通过随机抽取不同基因，并根据其分类效果评估基因的重要性，所选基因通常不应是独立的。相反，如果在癌症表达谱数据中某个基因在两类样本之间的表达值存在显著差异，那么该基因应被视为区分不同类别样本的关键基因，前提是：对该基因的表达值进行单变量双样本假设检验时，结果显著。然而，什么样的 p 值才算显著？是小于 0.05？还是小于 0.01？甚至小于 0.0001？此外，即使 p 值如此之小，就真的意味着该基因显著吗？

截至目前，在任何报道中尚未发现癌症表达谱数据能够确定与癌症不同亚型或转移与否密切相关的基因具有可靠的预测效力。一方面，可能在于样本过少，为了确保统计效力，临床上未对样本进行细致分类，导致所选基因出现假阳性；另一方面，也可能在于绝大多数方法在设计上忽略了基因之间的关联性。

我们前期对大量公开数据集的统计机器学习结果表明，要获得具有预测能力的差异表达基因，必须考虑基因之间的关联关系。此外，必须采用控制变量的方法进行样本的细致分类。综上，应该考虑采用联合基因的多变量统计学习方法。

1.2.3　检测方法的联合

继续 1.2.2 节的问题，即便联合了基因，p 值需要达到多小，所选的基因集才能被认为是显著的？事实上，统计显著性反映了问题的可解释性。如公式(1-1)所示的双样本 t 检验，其本质是通过调节两类样本方差来衡量它们的均值是否存在显著差异。这种方法是在衡量样本是否服从两种不同的分布；也就是说，显著性表现在所选基因构成的特征空间中，两类样本确实服从两种不同的分布。如果 p 值不够小，那么两类样本在所选基因构成的特征空间中可能存在分布交叠，这对于待预测的新样本非常不利，因为无法基于现有样本的分布确定新样本属于哪一类（例如，易转移或不易转移）。这正是基于假设检验方法的不可预测性所在。

与此相对，分类结果的有效性保证了新样本的可预测性，但往往忽视了预测模型的可解释性。与假设检验这种特征选择方法不同，分类更注重样本的分类效果，即只要来自不同类别的样本能够被决策边界成功区分，无论特征空间如何。尽管新样本的类别可以被正确预测，但其在新空间的表达值通常是通过对表达谱数据中所有基因进行空间变换得到的。这种做法有两个弊端：一是无法识别与差异表达密切相关的关键基因作为标志（signature），导致临床预测需要对新患者进行全基因测序，成本较高；二是无法揭示导致两类样本表达量显著差异的机制，因为显著基因没有被选定。

综上所述，应兼顾可预测性和可解释性，结合基于假设检验的 t 统计量和基于分类效果的模式分类器，设计行之有效的特征选择方法，以实现对癌症表达谱数据的差异表达分析。

1.2.4　基于 A5 投票的联合协变量特征选择方法

基于上述见解，我们提出了一种基于 A5 投票的联合协变量特征选择方法[1]。该方法面向多变量分析，而非单变量，不仅结合了癌组织和癌旁组织的表达谱数据，还整合了假设检验和分类方法的特征选择结果。

首先，我们同时考虑了表达谱数据中的单个基因和基因组合。鉴于基因组合的数量庞大，受到计算开销的限制，我们仅枚举了基因的二元组（也称为基因对）。

其次，对每个基因的癌组织和癌旁组织中的表达值进行了线性投影。通常，每个基因的表达值被视为一个矢量形式的基本采样单元，即每个样本在该基因上的表达值构成一个二维向量，其两个分量分别代表癌组织和癌旁组织的表达水平。忽略基因间的相关性，我们对每个基因单独使用 LDA，将癌组织和对应癌旁组织的表达值投影到最具判别力的方向，以区分不同的患者群体（如转移性和非转移性患者）。

对于每对基因，我们将癌组织和癌旁组织的表达值表示为矩阵形式，即每个样本在每对基因上的表达值形成一个二阶矩阵，该矩阵由癌组织和正常组织的两个列向量构成。相应地，可以采用双线性投影[2]和矩阵判别分析[3]方法。鉴于样本量有限，每类样本的协方差矩阵可能出现奇异性，我们提出了一种简化的近似实现方案，以克服这一问题。

再次，我们引入集成假设检验（integrative hypothesis testing, IHT）[4]的思想。具体而言，我们将基于 LDA 的分类方法与双样本 t 检验相结合，作为 IHT 特征选择器，并将其融入基于 A5 的学习框架中，用于筛选单个或成对的显著基因候选项。

如图 1-1 所示，我们将基于 A5 投票的联合协变量特征选择方法应用于公开的基因表达数据库（GEO）中编号为 GSE6857 的原发性肝细胞癌（HCC）的 miRNA 表达谱，最终提取可能与 HCC 静脉转移相关的两个 miRNA 对。通过 TarBase 数据库，我们筛选了这些 miRNA 的潜在靶基因，并利用 DAVID 数据库选择了相应的 KEGG 通路，从而验证了所选 miRNA 的重要性。

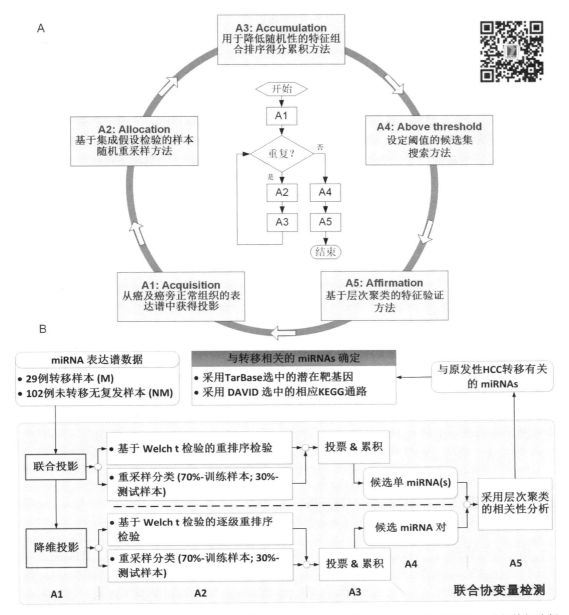

图 1-1　基于 A5 投票的联合协变量特征选择方法在与 HCC 转移相关的 miRNA 表达谱数据上进行特征选择的示意图。A：展示了基于两部双线性 A5 的特征选择方法。B：表示相应的联合协变量检测，用于识别与 HCC 转移相关的 miRNA

1.3　联合协变量的特征选择应用

假设表达谱数据包含三个维度：特征（如 miRNA 或 mRNA）、样本（如转移或非转移）和组织（即癌症样本或正常样本）。在此前提下，联合协变量检测不仅在组织和特征维度上体现为双线性投影，还在样本维度上通过 IHT 加以体现。

此外，我们采用了基于 A5 的迭代策略来解决表达谱数据中的高维小样本问题。如图 1-1（A）所示，通过 A5 策略进行了足够次数的重采样。步骤 A1 执行了线性投影和双线性矩阵变量投影，步骤 A2 结合 IHT 对特征进行组合排名，步骤 A3 累计每次重采样中特征的得分，以便在步骤 A4 中进行特征选择，最后在步骤 A5 中通过层次聚类对所选特征进行确认。图 1-1（B）展示了该方法在 HCC 数据上进行联合协变量检测的步骤。

1.3.1   步骤 A1：线性以及简化双线性投影

为发现与 HCC 转移相关的差异表达 miRNA，从编号为 GSE6857 的公共数据集中确认了 131 例包含转移和非转移信息的原发性 HCC 样本，其中 29 例为转移病例，102 例为非转移病例。对于下载的归一化数据，使用基于欧几里得（Euclid）距离的 k 近邻（kNN）算法填补了缺失值，并提取了与人类 miRNA 相关的探针用于进一步分析。接着，采用基于 A5 的特征选择方法，筛选出在转移组和非转移组 HCC 中差异表达的单个和成对 miRNA。

最重要的是，需要将每个单个基因在 HCC 和邻近正常组织中的表达谱进行组合，以获得更好的判别性能。因此，采用了 LDA 方法，旨在保持每个表型组内（即转移与非转移）最小的方差，并增强两组之间的判别力。对于每对基因，HCC 和邻近正常组织的表达值构成了一个三维矩阵，矩阵的维度分别对应于基因对、两种 HCC 患者表型组（即转移和非转移）和 HCC 及其邻近正常组织的表达值。考虑到样本的稀疏性，针对双线性投影和矩阵变量判别分析，提出了一种简化的实现方法。

该简化将双线性形式转化为两个独立的学习步骤，分别在 HCC 及其邻近正常组织的投影方向和每对基因的投影方向上进行。换句话说，双线性形式可以分解为两步的 Fisher 线性投影，即组合投影和降维投影，如图 1-1（B）所示。组合投影表示癌组织和邻近正常组织在每个单独基因上的线性投影；而降维投影则对应于每对基因的组合投影结果之间的二次线性投影。我们先使用所有 131 个样本，在投影方向上以 HCC 组分为正方向进行组合投影，如图 1-1（A）中的 A1 模块所示。

1.3.2   步骤 A2，A3：循环投票

循环执行步骤 A2 和 A3 的目的是获得组合排名的累计得分。如前所述，IHT 通过结合基于模型和基于边界的两种视角来进行。基于模型的视角相当于常见的假设检验，通过统计量来评估两个样本群体之间的差异程度。而基于边界的视角则通过将每个样本正确分类到其所属的表型组，并利用形成的决策面计算分类误差率来评估模型的性能。

为了揭示上述方法联合使用的性能，我们展示了 IHT 的互补特性。对于每个单独基因以及每对基因，我们在步骤 A1 得到的组合投影上进行了基于双样本 t 检验的重排序检验，如公式（1-3）所示。

通过对类别标签（即转移或非转移）进行 1×10^4 次随机重排序，我们获得了每个基因所对应的 p 值。对于每对基因，考虑到重排序计算量较大，因此采用了分步递增策略。首先，进行了 1×10^4 次标签随机重排序，并选取 p 值最小的配对（$p = 0.0001$）进行进一步的 1×10^5 次标签随机重排序。继续重复该过程，直到重排序次数达到 1×10^6。

此外，LDA 还被用作每个单独基因和每对基因的分类器。步骤 A1 中的组合投影本身为每个基因提供了一个分类器。对于每对基因，在所得的降维投影上进行了 1×10^4 次随机重采样用于交叉验证，每次从两组样本中选择 70%（即转移组和非转移组的样本）作为训练集，剩余的样本作为测试集。由于转移组和非转移组的样本量不平衡，因此将分类错误率定义为两个表型组分类错误率的算术平均值，如公式（1-6）所示，并在每轮样本重采样时重新计算。最终，我们得到了来自 1×10^4 个测试集的分类错误率的平均值。

在 IHT 思路的指导下，每个基因对应的平均分类错误率与相应的 p 值形成了一个二维散点。所有枚举的基因对对应的二维散点一起构成了一个二维散点图，如图 1-2 所示。

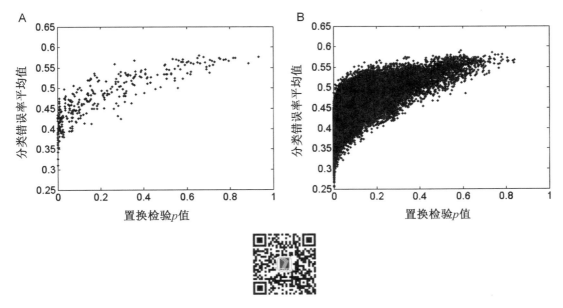

图 1-2　用于评估基于模型视角和基于边界视角性能的二维散点图。其中，横坐标表示基于双样本 t 检验的类别标签重排序 p 值，纵坐标表示 LDA 分类错误率的平均值。图 A 和图 B 分别展示了每个单独基因和基因对的联合性能

1.3.3　步骤 A4：制定筛选策略

从图 1-2 可以看出，基于模型视角的双样本 p 值与基于边界视角的分类错误率平均值存在不同的尺度。如果仅使用欧氏距离作为度量，分类错误率的平均值会占据主导地位。换句话说，只有小 p 值的单独基因或基因对，可能会被具有小分类误差率平均值的基因或基因对所掩盖。为了解决这一问题，我们每次通过自助法（bootstrap）仅筛选出 p 值排名前 10% 的单独基因或基因对。在此基础上，对 p 值和分类错误率的平均值进行归一化后，记录每个点与原点的欧氏距离排名。然后，计算排名的平均值及其相应的标准差，以选择合适的单独基因或基因对。

然而，仅截取 p 值排名前 10% 的基因或基因对可能过于主观。因此，我们考虑采用一种每轮随机抽取 90% 样本的自助法，在每轮抽样中计算每个基因和基因对的 p 值及分类错误率的平均值。然后，分别根据 p 值和分类错误率的平均值，对基因和基因对进行升序排序。

基于这两个排序，我们为每个基因和基因对按以下策略进行投票：排名第 1 至第 3 的基因或基因对获得 20 分，排名第 4 至第 5 的获得 15 分，排名第 6 至第 10 的获得 10 分，排名第 11 至第 15 的获得 5 分，排名第 16 至第 20 的获得 1 分。在两项排名均进入前 20 的情况下，将每轮双样本 t 检验的 p 值和分类错误率平均值的得分累加；否则，该轮不累加得分。

在重复执行步骤 A2 和步骤 A3 共 100 轮后，我们分别枚举了基因和基因对，获得了累积的组合排名及其得分。根据步骤 A3 中的评分分配策略，选择总得分大于 200 的基因或基因对进行进一步分析。也就是说，每轮平均得分至少达到 2 分的基因或基因对被选中进行深入分析。最终，我们选择了 15 个基因和 27 个基因对进行进一步确认。所选基因及基因对的累积得分分别列于表 1-1 和表 1-2。

表 1-1 单基因在 90%重采样中的累积投票得分（>200）

miRNA	行号	基于 A5 策略的累积得票分数
hsa-mir-210-prec	215	3775
hsa-mir-346No. 1	288	2230
hsa-mir-338No. 1	279	1995
hsa-mir-185-precNo. 2	174	1945
hsa-mir-326No. 2	271	1910
hsa-mir-324No. 2	267	1285
hsa-mir-030b-precNo. 2	61	1020
hsa-mir-138-2-prec	139	955
hsa-mir-212-precNo. 1	217	690
hsa-mir-323No. 2	263	415
hsa-mir-3p21-v1/v2-sense5P	308	315
hsa-mir-1-2No. 1	123	290
hsa-mir-30c-1No. 1	253	265
hsa-mir-149-prec	151	260
hsa-mir-215-precNo. 2	223	210

表 1-2 基因对在 90%重采样中的累积投票得分（>200）

miRNA	miRNA	行号	行号	基于 A5 策略的累积得票分数
hsa-mir-29b-1No. 1	hsa-mir-338No1	246	279	2283
hsa-mir-210-prec	hsa-mir-30c-2No1	215	255	1892
hsa-mir-210-prec	hsa-mir-30c-1No1	215	253	1092
hsa-mir-215-precNo. 2	hsa-mir-371No1	223	297	1011
hsa-let-7d-v2-precNo. 2	hsa-mir-210-prec	10	215	901
hsa-mir-215-precNo. 2	hsa-mir-3p21-v3/v4-sense45P	223	319	855
hsa-mir-181b-2No. 2	hsa-mir-192-2/3No1	167	179	834
hsa-mir-185-precNo. 1	hsa-mir-194-precNo1	173	186	812
hsa-mir-138-2-prec	hsa-mir-215-precNo2	139	223	706
hsa-mir-099b-prec-19No. 1	hsa-mir-124a-2-prec	79	104	669
hsa-mir-099b-prec-19No. 1	hsa-mir-1-2No1	79	123	612
hsa-mir-135a-2No. 1	hsa-mir-215-precNo2	135	223	604
hsa-mir-017-precNo. 1	hsa-mir-210-prec	35	215	587

续表 1-2

miRNA	miRNA	行号	行号	基于 A5 策略的累积得票分数
hsa-mir-031-prec	hsa-mir-192-2/3No1	64	179	503
hsa-mir-031-prec	hsa-mir-215-precNo1	64	222	401
hsa-mir-194-precNo. 1	hsa-mir-206-precNo2	186	213	377
hsa-mir-128a-precNo. 2	hsa-mir-210-prec	116	215	373
hsa-mir-181a-precNo. 1	hsa-mir-194-precNo1	162	186	352
hsa-mir-215-precNo. 1	hsa-mir-338No1	222	279	345
hsa-mir-135a-2No. 1	hsa-mir-210-prec	135	215	330
hsa-mir-030c-prec	hsa-mir-138-2-prec	62	139	326
hsa-mir-194-precNo. 1	hsa-mir-210-prec	186	215	314
hsa-mir-138-2-prec	hsa-mir-194-precNo1	139	186	306
hsa-mir-29b-1No1	hsa-mir-324No2	246	267	286
hsa-mir-210-prec	hsa-mir-26a-2No1	215	242	283
hsa-mir-210-prec	hsa-mir-374No1	215	304	233
hsa-mir-124a-2-prec	hsa-mir-326No1	104	270	217

1.3.3　步骤 A5：关联关系验证

在步骤 A5 中，为验证所选基因的有效性，我们进行了相关性分析。

首先，得到包含 15 个基因和 27 对基因的并集。对该并集中的每个基因的表达量进行 z-score 变换，并在癌组织和癌旁组织的表达量上进行组合投影。对投影结果采用 Pearson 相关系数进行完全链接层次聚类，结果如图 1-3（A）所示。从图 1-3（A）中可以看出，转移样本（水平条中的红色单元）和未转移样本（水平条中的黑色单元）被清晰地分离。此外，基因被聚为四组，这可能对应于四个潜在的基因功能模块。

其次，我们计算了各基因之间的相关性，并根据图 1-3（A）的聚类结果对基因的相关性进行重新排序，如图 1-3（B）所示。通过步骤 A4 选出的 27 对基因的相关性以黄色框标记。

再次，我们对每对基因的降维投影值进行了 z-score 变换，并使用 Pearson 相关系数进行完全链接层次聚类，结果如图 1-3（C）所示。可以看到，转移样本（水平条中的红色单元）被清晰地分离，且仅有一个样本被错误分类。此外，我们发现了一个簇，明确揭示了　　　组 II 与组 IV 之间的关系。

根据步骤 A4 选出的 27 对基因中，我们筛选出两对 miRNAs（即 miR-210 和 miR-30c，以及 miR-338 和 miR-29b），它们清晰地揭示了组 II 和组 IV 之间的关系。此外，我们发现组 IV 中的 miRNAs 主要对应表 1-1 中最显著的基因（见图 1-3（A）），这表明组 IV 可能代表一个显著的单基因功能模块。同时，从图 1-3（A）可以看出，组 IV 中的 miRNAs 表达水平上调，表明这一潜在功能模块中的 miRNAs 可能具有促进转移的作用。

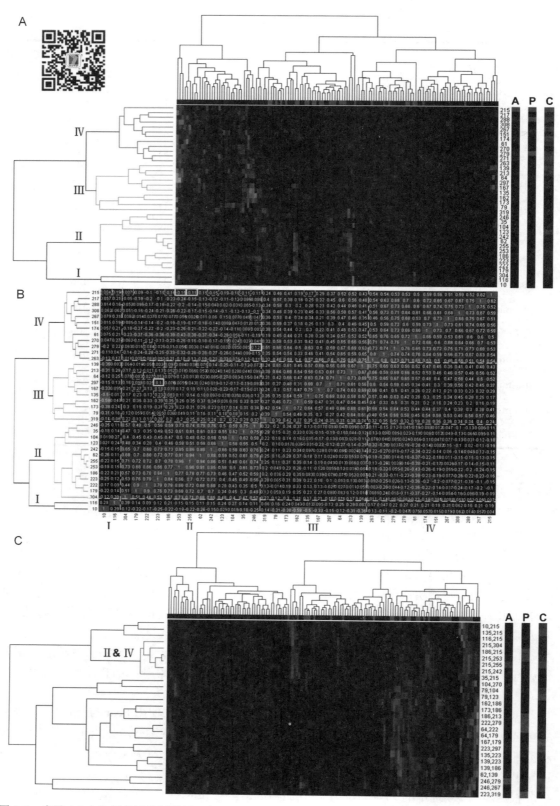

图1-3　步骤A5中的相关性分析结果。为了便于显示，行标签以表1-1和表1-2中的行号表示。标记为A，P和C的彩色条码分别对应步骤A5中累积总分、p值和分类错误率。A：显示了在步骤A1进行z-score变换后的线性表达投影上进行基于Pearson相关性分析的完全链接层次聚类。B：展示了根据图A的聚类结果重新排序的基因对的相关性。步骤A4选择的27对基因的相关性用黄色框标记，其中最显著的基因对以加粗框标注。C：展示了在组合投影数据上进行的层次聚类结果

1.3.4　实验结果比较

目前已有多种算法用于癌症表达谱数据的差异表达分析。为了验证所提方法的有效性，我们选择了递归聚类消除（recursive cluster elimination，RCE）[5]和随机森林（random forest，RF）[6]作为对照，并在数据集 GSE6857 上进行特征选择，随后与所提方法的实验结果进行了比较。

通过复现算法 RCE（参数设置为 $n = 100$，$m = 2$，$d = 0.1$，$r = 100$，$f = 0.3$），我们得到了 18 个 miRNA；采用 RF 获得了 30 个 miRNA。与所提的基因 A5 联合协变量检测方法（A5-based JCD）所选出的 37 个 miRNA（包括 15 个单独 miRNA 和 27 对 miRNA 的并集）一起，经过 1×10^4 次随机重采样的交叉验证，每次从两组样本（转移和未转移）中抽取 70%作为训练集，剩余的样本作为组合投影上的测试集，从而计算出支持向量机（supporting vector machine，SVM）和 LDA 的平均分类准确率。同时，我们基于组合投影结果进行了 1×10^4 次基于双样本 t 检验的重排序检验，并计算了相应的 p 值。具体的实验结果见表 1-3。

表 1-3　RCE，RF 与在 GSE6857 上的实验结果

方法	miRNA（s）数目	p 值	平均分类准确率		
			LDA	SVM	RF
RCE	18	0.0001	0.5332	0.5102	-
RF	30	0.0001	0.5141	-	0.5547
A5-based JCD	37	0.0001	0.8117	-	-
A5-based JCD	hsa-mir-29b-1No. 1	0.0001	0.7276	-	-
	hsa-mir-338No. 1				
A5-based JCD	hsa-mir-30c-2No. 1	0.0001	0.7276	-	-
	hsa-mir-210-prec				
A5-based JCD	hsa-mir-30c-1No. 1	0.0001	0.7176	-	-
	hsa-mir-210-prec				

为了验证所选显著 miRNA 对的有效性，我们选择了三个数据集（即 GSE76903，GSE67138 和 GSE67139）进行进一步的独立验证。GSE76903 包含了 20 名 HCC 患者的表达谱数据，涉及原发肿瘤、门静脉癌栓和邻近正常组织；GSE67138 和 GSE67139 中的表达谱数据则分别对应于 57 名和 120 名仅有原发肿瘤或肿瘤血管侵袭的患者。

因此，我们在 GSE76903 上进行了双线性投影，并在 GSE76903，GSE67138 和 GSE67139 上使用选出的显著 miRNA 对进行了降维投影。经过 1×10^4 次随机重采样的交叉验证，每次将 70%的样本（即转移组和非转移组）作为训练集，剩余样本作为测试集，采用 LDA 计算得到的平均分类准确率。此外，基于双样本 t 检验，我们进行了 1×10^4 次重排序检验，并计算了相应的 p 值。具体的实验结果见表 1-4。

表 1-4　采用所选 miRNA 对在独立测试集上的实验结果

数据集		GSE76903	GSE76903	GSE67138	GSE67139
样本量		40	40	57	120
投影方法		双线性投影	降维投影	降维投影	降维投影
hsa-miR29b	p 值	0.8474	0.8528	0.0001	0.0001
hsa-miR-338	平均分类准确率	0.3942	0.3983	0.8106	0.8510
hsa-miR30c	p 值	0.3745	0.3678	0.0001	0.0001
hsa-miR-210	平均分类准确率	0.4810	0.4757	0.9340	0.6930

1.3.5 基于知识驱动的进一步验证

在选择出显著的 miRNA 对之后，我们需要解决每对 miRNA 如何协调作用的问题。我们采用了一种基于序列和结构相似性的 miRNA 互作测量方法，但未能检测到所选 miRNA 对之间的相似性。因此，我们转而将重点放在潜在靶基因的筛选上。

一种可能性是这些 miRNA 对调控与 HCC 转移相关的相同靶基因；另一种可能性是两个 miRNA 分别调控不同的靶基因，但这些靶基因共同参与某一特定通路。基于这两种假设，我们集中筛选了每个 miRNA 对调控的潜在靶基因，并进行了进一步的 KEGG 通路分析。

首先，我们通过 TarBase 获取了每个 miRNA 在选定对中的潜在靶基因，该数据库提供了经生物学实验验证的高质量 miRNA−基因互作数据。其次，我们对每个选定 miRNA 对的靶基因进行了交集和并集分析。第三，我们使用 DAVID 获取了与靶基因相关的 KEGG 通路，这些靶基因不仅包括每个选定 miRNA 对中的单个 miRNA 的靶基因，还包括这些 miRNA 对中靶基因的交集和并集。详细结果见表 1-5 和表 1-6。

如表 1-5 和表 1-6 所示，我们列出了最显著的通路。考虑到在两个显著 miRNA 对中，每对均包含一个来自 IV 组的 miRNA 和一个来自 II 组的 miRNA（图 1-3（B）），我们从表 1-5 和表 1-6 中得出结论，p53 信号通路可能是与 HCC 静脉转移相关的显著 miRNA 对共同调控的通路。表 1-7 展示了 p53 信号通路中的潜在靶基因，并将两对显著 miRNA 对共同靶向的基因标注为粗体字。

表 1-5　与 miR-210 和 miR-30c 的靶基因并集对应的显著 KEGG 通路[*]

通路	p 值	Bonferroni	Benjamini	FDR
hsa04120:Ubiquitin mediated proteolysis	2.91×10^{-11}	7.85×10^{-9}	7.85×10^{-9}	3.82×10^{-8}
hsa04115:p53 signaling pathway	3.99×10^{-6}	1.08×10^{-3}	5.39×10^{-4}	5.25×10^{-3}
hsa05200:Pathways in cancer	1.19×10^{-5}	3.21×10^{-3}	1.07×10^{-3}	1.57×10^{-2}
hsa04114:Oocyte meiosis	2.72×10^{-5}	7.33×10^{-3}	1.84×10^{-3}	3.58×10^{-2}
hsa04141:Protein processing in endoplasmic reticulum	3.54×10^{-5}	9.51×10^{-3}	1.91×10^{-3}	4.65×10^{-2}

[*]所有 Bonferroni，Benjamini 和 FDR 值均小于 0.05。加黑的通路是指单独使用 miR-210 或 miR-30c 调控的靶基因未选出的显著性通路。

表 1-6　与 miR-338 和 miR-29b 的靶基因并集对应的显著 KEGG 通路[*]

通路	p 值	Bonferroni	Benjamini	FDR
hsa04510:Focal adhesion	2.51×10^{-9}	6.85×10^{-7}	6.85×10^{-7}	3.30×10^{-6}
hsa04110:Cell cycle	1.60×10^{-7}	4.36×10^{-5}	2.18×10^{-5}	2.10×10^{-4}
hsa05210:Colorectal cancer	3.28×10^{-7}	8.95×10^{-5}	2.98×10^{-5}	4.32×10^{-4}
hsa04151:PI3K-Akt signaling pathway	7.05×10^{-7}	1.92×10^{-4}	4.81×10^{-5}	9.28×10^{-4}
hsa05161:Hepatitis B	5.94×10^{-6}	1.62×10^{-3}	3.24×10^{-4}	7.83×10^{-3}
hsa05200:Pathways in cancer	6.41×10^{-6}	1.75×10^{-3}	2.92×10^{-4}	8.45×10^{-3}
hsa05166:HTLV-I infection	1.38×10^{-5}	3.76×10^{-3}	5.37×10^{-4}	1.82×10^{-2}
hsa05222:Small cell lung cancer	1.96×10^{-5}	5.34×10^{-3}	6.69×10^{-4}	2.58×10^{-2}
hsa04115:p53 signaling pathway	2.27×10^{-5}	6.17×10^{-3}	6.87×10^{-4}	2.98×10^{-2}
hsa05215:Prostate cancer	3.44×10^{-5}	9.35×10^{-3}	9.39×10^{-4}	4.53×10^{-2}

[*]所有 Bonferroni，Benjamini 和 FDR 值均小于 0.05。加黑的通路是指单独使用 miR-338 或 miR-29b 调控的靶基因未选出的显著性通路。

表 1-7　在 p53 信号通路中被显著 miRNA 对调控的靶向基因*

KEGG 通路	由 miR-210 和 miR-30c 调控的靶基因				由 miR-338 和 miR-29c 调控的靶基因			
p53 信号通路	STEAP3	CDK1	**CDK6**	RRM2B	CYCS	TP53	**CDK6**	SESN2
	PMAIP1	CCNG1	SESN3	**CCNB1**	SESN1	PTEN	GTSE1	ATM
	CCNE2	CASP3	**CCND1**	**CCND2**	**CCNB1**	CCNE1	PPM1D	CDKN1A
	RRM2	SERPINE1	DDB2	**MDM2**	**CCND1**	**CCND2**	BAX	CASP8
	SIAH1	FAS	**THBS1**	IGFBP3	**MDM2**	**SIAH1**	**THBS1**	

*加黑的靶向基因表示被两对显著 miRNA 共同调控。

综上所述，我们采用联合协变量检测方法，成功鉴定了与 HCC 静脉转移相关的两对新 miRNA（即 miR-210 与 miR-30c，以及 miR-338 与 miR-29b）。其中，miR-210 和 miR-29b 已被明确报道为促转移或抗转移的 miRNA。

1.4　小结

本章提出的联合协变量差异表达分析方法针对癌症表达谱数据，能够准确检测出与不同样本类别（例如转移与否）表达量差异密切相关的关键基因。该方法的主要贡献如下：

首先，我们采用了 LDA 等投影方法，将癌组织和癌旁组织的表达谱数据整合在一起。一方面，传统方法将癌组织和癌旁组织分别处理，往往会丢失部分信息；另一方面，癌旁组织的表达谱数据通常被视为背景，这可能导致错误地将癌组织和癌旁组织的表达谱数据进行矩阵减法。事实上，后者仅提供了一种线性组合，相当于对癌组织和癌旁组织的表达量进行反对角方向上的特殊线性投影。与此不同，我们采用了基于 LDA 的组合投影方法，这种方法能够得到具有最佳判别性能的最优组合。

其次，考虑到基因之间可能存在的协同关系，我们将单基因枚举的思路自底向上地扩展到多基因联合枚举。由于计算开销的限制，在实际操作中我们仅实现了基因的两两枚举。针对癌和癌旁两种表达谱数据，我们引入了一种面向矩阵变量的假设检验方法。考虑到样本量的限制，我们将双线性投影简化为基于 LDA 的两步线性投影，并采用这种方法进行面向基因对的差异表达分析全枚举。对于单个基因，矩阵变量假设检验被简化为对每个样本组的癌组织和癌旁组织表达量进行的多变量假设检验。

再次，我们将类别比较与类别预测同时整合，而不是像传统方法那样仅将类别预测视为所选基因的后验验证。事实上，这一思路来源于集成假设检验。类别比较对应于基于分布的假设检验，旨在评估两类样本之间是否存在显著差异。而类别预测则通过判别规则将样本分类到相应的群体中，这被称为有监督分类。集成假设检验的联合性能体现了类别比较和类别预测之间的互补性。换句话说，具有良好判别性能的基因或基因对不仅应在两类样本间表现出显著差异，还需保持较低的分类错误率。

最后，为了应对表达谱数据的高维小样本特性，我们采用了基于 A5 投票的框架。通过分层设计的投票策略，我们能够更有效地选择单个基因和基因对。在此基础上，我们对基因候选集进行了层次聚类和相关性分析，以识别显著的基因对。最终，通过知识驱动的 KEGG 通路分析，我们验证了所选基因的有效性。

第 2 章   联合协变量的差异表达分析工具

基于上一章提出的 A5 特征选择策略，我们开发了一种联合协变量检测工具，用于肿瘤表达谱数据的差异表达分析。该工具结合了假设检验与基于分类结果的检验方法，并引入了基于高斯混合模型的模型选择方法，实现了基因的自动选择。仿真和实际数据的实验结果表明，该联合协变量检测工具有效提升了肿瘤表达谱差异表达分析的可靠性。

2.1   联合协变量检测的技术背景

肿瘤表达谱数据的差异表达分析一直是后续生物学实验验证中的关键问题。如何选择最能区分不同患者群体的基因至关重要。尽管多变量分析方法不断发展，但现有的特征选择方法主要关注单基因的多重假设检验，并将这些结果组合形成解释性结果。此外，这些基于假设检验的方法将分类视为对已选基因的后验验证。

多重假设检验是一种同时评估多个假设的方式[7]，已广泛应用于肿瘤表达谱数据的差异表达分析。为了提高统计效率，许多方法通过调整统计检验的 p 值来控制家族误差率（FWER）[8]，假发现率（FDR）[9]，q 值[10]等。相应地，基于多重假设检验的多种工具被开发出来，用于检测差异表达基因。例如，siggenes Bioconductor 软件包采用微阵列显著性分析（SAM）[11]，提供了一种基于重采样的数据多重检验过程，包括数据的重新排序。用于微阵列数据的线性模型（limma）可以将估计的样本方差收缩到基于所有基因方差的估计值，从而为多重检验提供了几种常见选项（如 FWER 和 FDR）[12-13]。multtest 软件包提供了多种基于重采样的方法，用于 FWER 和 FDR 校正[14]。此外，还提出了一种回归框架，用于在观测协变量条件下估计零假设的比例，以控制 FDR[15]。

除了对单个变量的多重假设检验外，多变量假设检验（如 Hotelling 的 t^2 检验）也用于判断两个样本分布是否存在差异。然而，由于高维矩阵运算所需的计算开销较大，该方法仍未成为主流。随着多维特征数量的增加，多变量假设检验也需要应用多重假设检验，这进一步增加了计算量。因此，基于分类结果的基因检测逐渐成为一种常用方法。通过使用分类器（如逻辑回归模型、SVM 和 RF 等），可以识别具有预测能力的基因，这些基因有助于样本分类。

事实上，如上一章所述，假设检验被视为可解释的方法，而基于分类的特征选择则被视为可预测的方法。对于单变量的多重假设检验，它忽略了基因之间的关联。上一章的实验结果已经证明，在两组患者之间存在表达差异的显著基因对并非由单个显著基因组成。

我们提出一种用于肿瘤表达谱数据差异表达分析的联合协变量检测工具（简称JCD-DEA）。在上一章方法的基础上，我们进行了三项改进。首先，引入了一种基于高斯混合模型（GMM）[16]的模型选择（model selection）方法，以实现基因自动选择的需求。其次，提出了一种投影热图，替代了传统的表达热图，直接展示了 JCD-DEA 的分类有效性。最后，进一步验证了邻近正常组织是否真正具有有效性。

2.2   联合协变量检测的技术实现

JCD-DEA 的执行流程沿用了 A5 投票测量的思路，并采用了图 2-1 所示的流程图。在步骤 A1 中，组合投影对应于癌组织与相邻正常组织在每个基因上的线性投影，投影的选择可以是手动的，也可以是自动的。一旦选择了组合投影，癌组织和相邻正常组织的两个表达谱数据将被合并为一个投影谱数据，并赋予两种分类标签（比如是否发生转移）。图 2-1 中的维度压缩投影指的是跨基因进行的线性投影，用于在多个维度中枚举基因对。

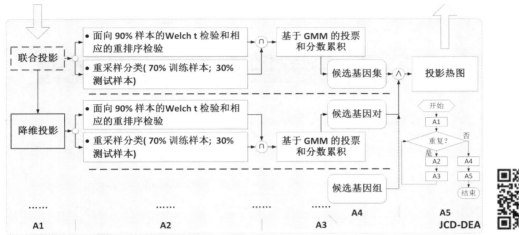

图 2-1　JCD-DEA 的执行流程示意图

在步骤 A2 中，具有两种分类标签的表达值或投影在每个维度上以 90% 的比例进行重采样。双样本 t 检验用于对两类数据的表达值或一维投影值进行假设检验，并采用重排序技术以克服样本量的限制。此外，使用重采样后的 70% 样本训练分类器，并用剩余的 30% 样本进行测试。在若干轮重采样后，计算平均分类误差率。有关步骤 A1 和 A2 的更多细节，可参见上一章。

在步骤 A3 中，将假设检验结果与基于分类的测试结果相结合。为避免人为干预，采用了一种基于 GMM 的自动特征选择方法，这与上一章中使用的投票策略不同。通过对假设检验的 p 值和平均分类误差率进行投票，并经过多轮累积投票后，基于 GMM 选择方法对两种投票得分进行整合。针对假设检验和分类方法，分别提取对应基因的两个最小均值高斯成分，并取二者的交集作为基因候选集。需要注意的是，即便如图 2-1 中的流程图所示，步骤 A2 和步骤 A3 仍会循环地重复进行，以便积累得分并确保所选候选基因的可靠性。

基于所提出的自底向上的特征枚举策略，针对不同维度的特征，上述过程将在计算能力的上限下重复进行。具有不同维度的基因元组将被投票并进行分数累积。使用基于 GMM 的模型选择方法在每个维度中选择基因。选择累积分数最小均值的高斯成分作为对应的基因候选项。如果某一维中只有一个高斯成分，那么该维度不选择任何候选项。考虑到判别能力，候选项应选择维度尽可能高的特征，如图 2-1 中符号 "∧" 所示。

在步骤 A5 中，我们提供了一种投影热图，而非传统的表达热图，以便做出进一步的决策。投影值是通过使用前述步骤中选定的候选基因的表达值，并采用相同的投影方法得到的。实际上，采用投影热图的思路源于对分类结果进行累积的过程。通过步骤 A1 和 A2 中的投影处理，显然使用投影值进行聚类比仅使用表达值更为合适。不同维度的候选基因通过其投影热图进行表现评估。根据奥卡姆剃刀原则[17]，若某候选基因在较低维度下的投影热图聚类效果较好，则该候选基因更为优选。

JCD-DEA 主要用 MATLAB 编写，并根据 GNUGPLv3 协议发布，旨在识别在区分不同样本组时具有显著表达量差异的基因，这些基因既可以是单个的、在表达量上存在显著差异的基因，也可以是具有显著差异的基因集合。由于某些癌症（如脑肿瘤）缺乏相邻的正常组织，因此除了使用双线性投影[3]外，我们还考虑采用 LDA 方法实现多基因的降维投影。

由于 JCD-DEA 中存在重复步骤，我们通过两步来实现方案：客户端部分用于在个人计算机或工作站上分析表达谱；服务器部分则设计为在使用可移植批处理系统（PBS）作为调度程序的集群服务器上运行。

步骤 A1，A2 和 A3 用于选择与差异表达分析相关的基因，其界面如图 2-2 所示。在这个页面中，分别设置了特征维度分配、重排次数、步骤 A2 和 A3 的迭代轮次、用于特征选择的 GMM 自动模型选择的先验概率阈值，以及其他运行环境参数。参数设置完成后，界面会进行进一步的显示，如图 2-3 所示。

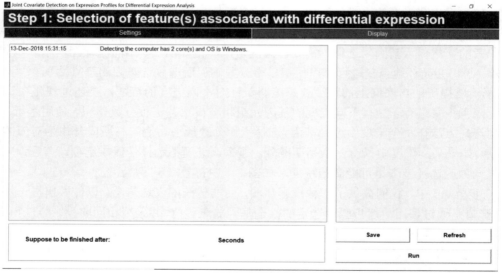

图 2-2　步骤 A1：选择与差异表达相关的特征示意图

图 2-3　步骤 A1：计算状态显示示意图

步骤 A4 和 A5 用于选择具有高积累得分的基因，如图 2-4 所示。首先，采用基于 GMM

的自动模型选择方法，对步骤 A3 中获得的候选基因的积累得分进行筛选。此外，还制作了投影热图，以展示每个选定基因的层次聚类结果。

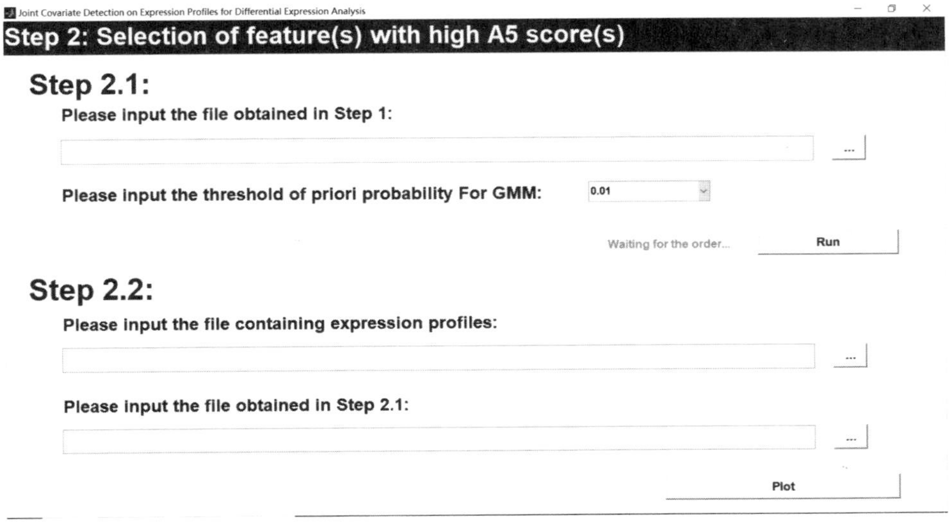

图 2-4　步骤 A2：选择具有高 A5 得分的基因示意图

2.3　联合协变量检测工具的应用

2.3.1　仿真数据的实验结果

为展示 JCD-DEA 的有效性，我们生成了包含 500 个样本的模拟数据，这些样本被平均分为两类，位于 40 维特征空间中。其中，34 个变量为独立同分布，每个变量的均值在 10 到 30 之间随机分布，标准差均为 0.01。其余三对变量分别呈现联合显著性但非单独显著性，并遵循以下准则。

如图 2-5（A）所示，变量对 miRNA-alternative 1 和 miRNA-alternative 2 的样本分布良好，并具有清晰的类别区分。两类样本的均值向量分别为 $(1, 1)^T$ 和 $(1.11, 0.89)^T$，且它们共享相同的协方差矩阵，表示如下：

$$\begin{pmatrix} 1 & 0.999 \\ 0.999 & 1 \end{pmatrix}。$$

变量对 miRNA-alternative 3 和 miRNA-alternative 4 应保持良好的样本分布形态，但其类别区分应弱于图 2-5（A）。为实现这一目标，从两类样本中随机均匀地选取五分之一的样本进行交换。交换前，两类样本的均值向量和协方差矩阵与前一个变量对一致，如图 2-5（B）所示。

如图 2-5（C）所示，变量对 miRNA-alternative 5 和 miRNA-alternative 6 表现出较差的样本分布形态，但类别区分较好。逻辑上，这可能是由于同一类别中存在少量与其他样本显著不同的离群点。我们在数据集 GSE22058 中的 miRNA hsa-mir-450 表达值中发现了这种情况，并对此类点的存在提出了以下推测：

- 这只是特定特征表达值中的一个特殊情况，从统计角度来看，应该移除相应的样本。
- 这种情况是由于不平衡采样造成的，意味着在离群点与其他样本之间可能存在未被发现的样本（见图 2-5（D））。

如图 2-5（D）所示，每个类别的五个样本被重新采样为奇异点，其均值向量分别为$(2, 0)^T$ 和$(0, 2)^T$，相应的协方差矩阵为$\begin{pmatrix} 0 & 0 \\ 0 & 0 \end{pmatrix}$。

图 2-5（E）展示了 miRNA-alternative 1 和 miRNA-alternative 5 的二维散点图，由该图可知不同变量对之间不存在相关性。

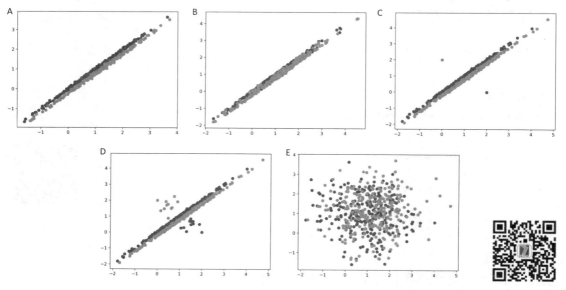

图 2-5　二维空间中模拟数据的散点图。A：横坐标和纵坐标分别对应 miRNA-alternative 1 和 miRNA-alternative 2 的散点图；B：横坐标和纵坐标分别对应 miRNA-alternative 3 和 miRNA-alternative 4 的散点图；C：横坐标和纵坐标分别对应 miRNA-alternative 5 和 miRNA-alternative 6 的散点图；D：图 C 对应的散点图示例，包含新增的未发现样本以模拟不平衡采样；E：横坐标和纵坐标分别对应 miRNA-alternative 1 和 miRNA-alternative 5 的散点图

事实上，生成这样一个模拟数据是为了验证以下三个事实：

- 显著特征可能并非由在两个样本群体之间差异表达的单变量组成。
- 显著特征不仅应保持良好的样本分布形式，还应具有明显的类别区分。
- 与之前选择的分类器相对应的投影热图可能会呈现出比传统表达热图更好的聚类结果。

如图 2-1 所示，在步骤 A1 中，LDA 被用于实现组合投影和降维投影，并在步骤 A2 中用于分类器。此外，在步骤 A2 和步骤 A3 中分别进行了 100 轮重采样，用于消除冗余高斯分量的 GMM 先验概率被设置为 0.001。相应地，在步骤 A4 中使用的 GMM 先验概率也设置为 0.001。

我们分别计算了 A5 的累积投票分数以及双样本 t 检验的 p 值，以及在 70%随机选择的样本上训练并在剩余 30%样本上测试的 100 轮 LDA 的平均分类错误率。相应的单变量和双变量对应的结果分列于表 2-1 和表 2-2 中。

从表 2-1 中可以发现，A5 分数以及变量的平均分类错误率均不显著。有几个变量（例如，miRNA-null 8 和 miRNA-null 22）的 p 值甚至呈现出假阳性。此外，如表 2-1 所列，采用 RF 计算的每个变量重要性同样未显示出显著性。

在表 2-2 中可以发现：变量对 miRNA-alternative 1 和 miRNA-alternative 2，因其有着良好的统计分布以及清晰的类别区分，其 A5 分数最高、p 值最小且分类错误率的平均值也最小；至于变量对 miRNA-alternative 3 和 miRNA-alternative 4，它们虽有着良好的统计分布，但类别区分能力较差，因此所列出的 p 值较大且分类错误率的平均值也较大；对于变量对

miRNA-alternative 5 和 miRNA-alternative 6，其统计分布较差但类别区分能力较好，因此其

表 2-1　在仿真数据上的单变量结果

变量名	A5 分数	p 值	分类错误率	RF 的重要性分数
miRNA-alternative 1	7	0.01774	0.44653	0.00275
miRNA-alternative 2	0	0.90567	0.52247	0.00108
miRNA-alternative 3	0	0.58752	0.51500	0.00043
miRNA-alternative 4	0	0.36873	0.48780	-0.0002
miRNA-alternative 5	2	0.02859	0.47427	0.00174
miRNA-alternative 6	0	0.48969	0.51533	0.00044
miRNA-null 7	0	0.38552	0.51813	-0.00001
miRNA-null 8	14	0.00409	0.44940	0.00139
miRNA-null 9	0	0.16923	0.46687	0.00003
miRNA-null 10	4	0.02509	0.45887	0.00083
miRNA-null 11	0	0.08370	0.47180	0.00080
miRNA-null 12	0	0.68458	0.51887	-0.00011
miRNA-null 13	0	0.82576	0.52187	0.00047
miRNA-null 14	0	0.72355	0.52060	-0.00016
miRNA-null 15	1	0.02793	0.46633	0.00122
miRNA-null 16	0	0.50655	0.51327	0.00002
miRNA-null 17	0	0.58679	0.50447	0.00020
miRNA-null 18	0	0.71515	0.52567	-0.00027
miRNA-null 19	1	0.03970	0.46500	-0.00032
miRNA-null 20	0	0.32140	0.49920	-0.00004
miRNA-null 21	0	0.76909	0.52000	-0.00072
miRNA-null 22	22	0.00030	0.43947	0.00534
miRNA-null 23	0	0.08419	0.46827	0.00086
miRNA-null 24	0	0.15507	0.47913	0.00072
miRNA-null 25	0	0.51227	0.51200	-0.00046
miRNA-null 26	0	0.50874	0.50653	-0.00041
miRNA-null 27	0	0.90546	0.51873	0.00005
miRNA-null 28	0	0.28329	0.47227	-0.00042
miRNA-null 29	0	0.63784	0.50947	-0.00041
miRNA-null 30	0	0.97928	0.52327	-0.00050
miRNA-null 31	0	0.11834	0.48280	0.00063
miRNA-null 32	0	0.91276	0.52140	-0.00044
miRNA-null 33	0	0.08682	0.47747	0.00112
miRNA-null 34	0	0.48329	0.51120	-0.00035
miRNA-null 35	0	0.30921	0.49887	-0.00047
miRNA-null 36	0	0.44131	0.48927	-0.00056
miRNA-null 37	0	0.73472	0.50507	-0.00018
miRNA-null 38	0	0.47165	0.50267	0.00040
miRNA-null 39	0	0.95237	0.51647	-0.00033
miRNA-null 40	0	0.80447	0.52133	0.00018

表 2-2　在仿真数据上的双变量结果

变量名 1	变量名 2	A5 分数	p 值	分类错误率
miRNA-alternative 1	miRNA-alternative 2	100	9.4×10^{-211}	0.00807
miRNA-alternative 5	miRNA-alternative 6	1	7.48×10^{-8}	0.11633
miRNA-alternative 1	miRNA-alternative 3	0	0.01682	0.45947
……	……	……	……	……
miRNA-alternative 2	miRNA-null 40	0	0.78344	0.53327
miRNA-alternative 3	miRNA-alternative 4	0	4.61×10^{-45}	0.20433
miRNA-alternative 3	miRNA-alternative 5	0	0.02402	0.47353
……	……	……	……	……
miRNA-null 39	miRNA-null 40	0	0.80111	0.53840

p 值较大但分类错误率的平均值较小。结果表明,只有变量对 miRNA-alternative 1 和 miRNA-alternative 2 被 JCD-DEA 选中,这显示了所设计工具的有效性。

此外,我们制作了投影热图(即基于投影值进行聚类,而非直接基于原始表达值进行聚类的热图),如图 2-6(A),2-7(A)和 2-8(A)所示,与之对比的传统热图如图

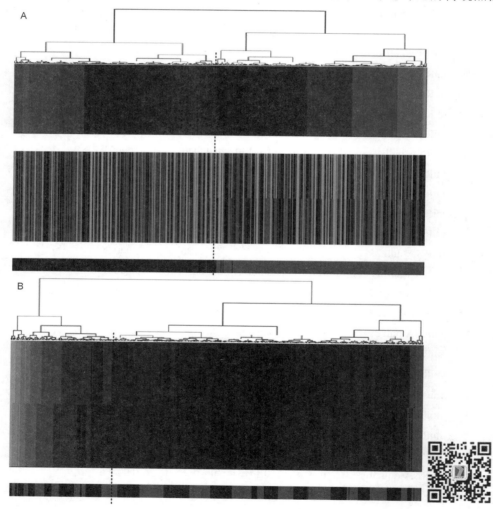

图 2-6　聚类结果对比图。A:在 miRNA-alternative 1 和 miRNA-alternative 2 的表达量上使用投影热图对样本进行聚类的结果。B:在 miRNA-alternative 1 和 miRNA-alternative 2 的表达量上使用传统热图对样本进行聚类的结果

2-6（B），2-7（B）和 2-8（B）所示。在每个标号为"A"的子图中，上方长条、中间部分以及底部条带分别代表投影值、表达值和分类标签。与图 2-7（A）和 2-8（A）相比，图 2-6（A）中底部条带里红色和黑色区域明显区分开来。此外，各图内的对比展示了使用投影热图的有效性。

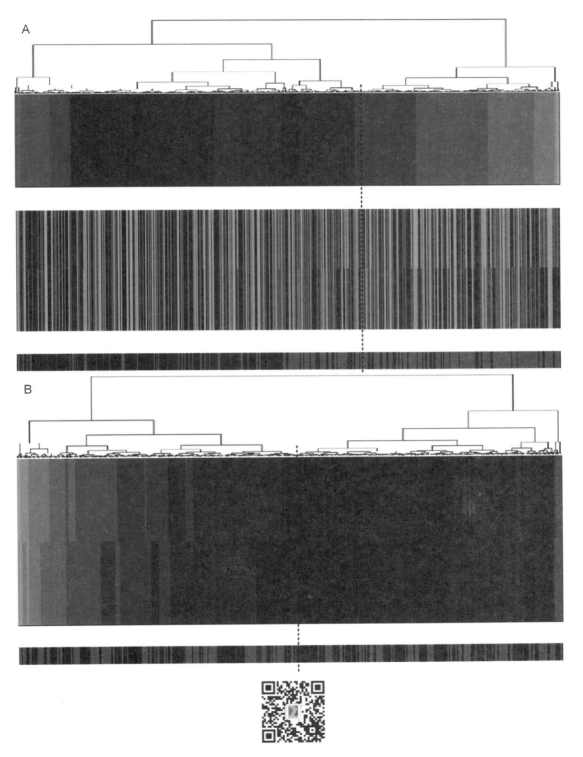

图 2-7　聚类结果对比图。A：在 miRNA-alternative 3 和 miRNA-alternative 4 的表达量上使用投影热图对样本进行聚类的结果。B：在 miRNA-alternative 3 和 miRNA-alternative 4 的表达量上使用传统热图对样本进行聚类的结果

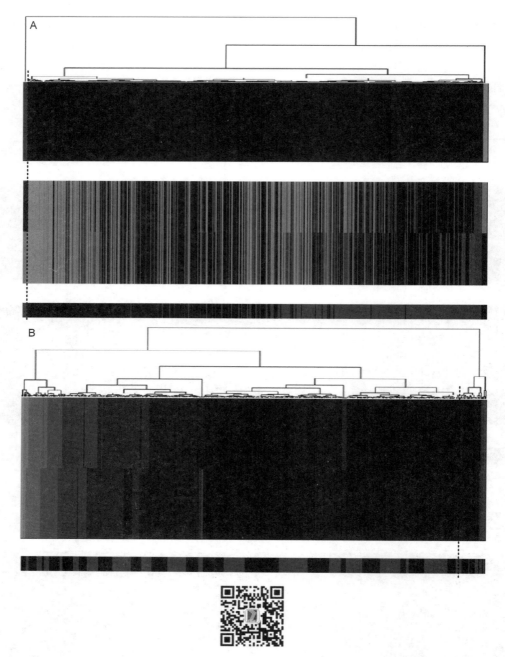

图 2-8 聚类结果对比图。A：在 miRNA-alternative 5 和 miRNA-alternative 6 的表达量上使用投影热图对样本进行聚类的结果。B：在 miRNA-alternative 5 和 miRNA-alternative 6 的表达量上使用传统热图对样本进行聚类的结果

2.3.2 真实数据的实验结果

为了验证所设计工具的有效性，我们又在公共数据集 GSE6857 上开展了线性投影和双线性投影的实验。GSE6857 是一个公开数据集，其中包含 29 个与转移病例相关的样本以及 102 个对应无转移肝癌的样本。受计算能力所限，我们仅枚举了二维空间中的基因对。

对数据重复 2.2 节所示的实验步骤，将 GMM 的先验概率设为 5×10^{-5} 时的结果列于表 2-3 中。此外，当 GMM 的先验概率被设为 1×10^{-5} 时，只有 hsa-mir-29b-1No. 1 和 hsa-mir-338No. 1 这一对 miRNA 被选中。

　　然而，实验结果并不十分理想。如图 2-9（A）所示，尽管底部条带代表转移的红色细条往往倾向于聚集在右侧，但仍存在误分类的情况。事实上，在诊断是否存在转移时，患者已经患病。

　　鉴于此，我们分别基于表 2-3 中所选的基因对，利用对肿瘤组织和正常组织的线性投影（而非双线性投影）进行了新的层次聚类。我们发现，肿瘤组织方面的结果要优于正常组织方面的结果，如图 2-9（B）和 2-9（C）所示。

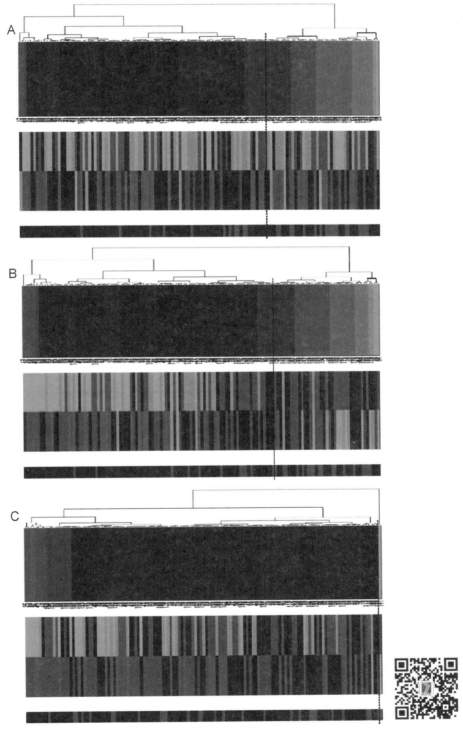

图 2-9　对所选 miRNA 对 hsa-mir-29b-1No. 1 和 hsa-mir-338No. 1 进行层次聚类分析的结果。A：双线性投影的结果。B：肿瘤组织上线性投影的结果。C：正常组织上线性投影的结果

表 2-3 双线性投影在 GSE6857 上的 A5 投票结果

变量名 1	变量名 2	A5 投票分数
hsa-mir-29b-1No.1	hsa-mir-338No.1	409
hsa-mir-210-prec	hsa-mir-30c-2No.1	355
hsa-mir-210-prec	hsa-mir-30c-1No.1	302
hsa-mir-181b-2No.2	hsa-mir-192-2 3No.1	282
hsa-mir-031-prec	hsa-mir-215-precNo.1	242
hsa-mir-215-precNo.2	hsa-mir-371No.1	225
hsa-mir-185-precNo.1	hsa-mir-194-precNo.1	224
hsa-mir-210-prec	hsa-mir-26a-2No.1	219
hsa-mir-215-precNo.2	hsa-mir-3p21-v3 v4-sense45P	217
hsa-mir-017-precNo.1	hsa-mir-210-prec	207
hsa-mir-138-2-prec	hsa-mir-194-precNo.1	201
hsa-mir-194-precNo.1	hsa-mir-210-prec	196
hsa-mir-138-2-prec	hsa-mir-215-precNo.2	191
hsa-mir-210-prec	hsa-mir-215-precNo.2	182
hsa-mir-099b-prec-19No.1	hsa-mir-124a-2-precNo.2	177
hsa-mir-030b-precNo.1	hsa-mir-210-prec	162
hsa-mir-215-precNo.1	hsa-mir-338No.1	160
hsa-mir-030c-prec	hsa-mir-210-prec	158
hsa-mir-031c-prec	hsa-mir-192-2 3No.1	157
hsa-mir-135a-2No.1	hsa-mir-215-precNo.2	153
hsa-mir-191-prec	hsa-mir-210-prec	152
hsa-mir-149-prec	hsa-mir-372No.1	149
hsa-mir-105-2No.1	hsa-mir-181c-precNo.2	145

因此，我们仅针对肿瘤数据采用线性投影进行了新的实验，将 GMM 的先验概率设为 5×10^{-5}。结果呈现在表 2-4 中。当且仅当 GMM 的先验概率被设为 1×10^{-5} 时，才选出了 miRNA 对 hsa-mir-194-2No.1 和 hsa-mir-346No.1。与图 2-9（A）相比，图 2-10 表明对肿瘤组织进行线性投影比双线性投影具有更好的聚类结果。

如图 2-10 所示，使用所选两个基因的投影值进行的聚类结果可以达到与使用十几个基因的表达值绘制的热图（图 1-3）相当的展示效果。虽然图 2-10 中的聚类结果有所改观，但错误分类仍然存在，这可能是由于我们将计算限制到两两基因枚举所致。

表 2-4 线性投影在 GSE6857 上的 A5 投票结果

变量名 1	变量名 2	A5 投票分数
hsa-mir-194-2No.1	hsa-mir-346No.1	670
hsa-mir-215-precNo.2	hsa-mir-371No.1	493
hsa-mir-29b-1No.1	hsa-mir-338No.1	460
hsa-mir-215-precNo.1	hsa-mir-373No.2	403
hsa-mir-192-2 3No.1	hsa-mir-371No.1	401

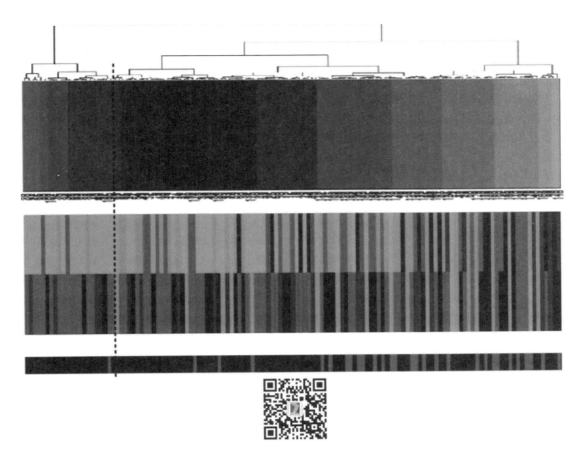

图 2-10　使用所基因 hsa-mir-194-2No. 1 和 hsa-mir-346No. 1 在肿瘤组织上的投影热图上对样本进行聚类的结果

2.4　小结

JCD-DEA 是一种自底向上的枚举工具，它不仅用于寻找与肿瘤表达谱中患者类别相关的可解释性基因，还用于寻找可预测性基因。与主流的差异表达分析不同，JCD-DEA 关注肿瘤表达谱上差异表达的各种维度特征。为了增强所选候选基因的可靠性，JCD-DEA 同时考虑了基于分布和基于分类的检验方法。此外，JCD-DEA 引入了基于 GMM 的模型选择方法来进行自动基因选择，这有助于客观地挑选特征。最后，JCD-DEA 包含了一种投影热图用于层次聚类。

第 3 章　联合协变量的预后生存分析方法

在生物医学研究中,寻找与疾病预后相关的生物标志物是极为关键的任务,而协变量分析同样占据着重要地位。比如在试验前,需仔细甄别可能对主要指标产生重大影响的协变量,并思索如何开展分析,以此提升估计的精准度。联合协变量检测方法在此过程中发挥着独特作用,它能够协助研究者挑选出与生存结果关联最为紧密的基因对,这些基因对不仅与生存结果紧密相连,还可对患者实施有效的风险分层。

在癌症预后生存研究方面,联合协变量检测方法有着不可忽视的理论与实践价值,展现出了一定的有效性,能够筛选出与生存结果高度相关的基因对,这些基因对与患者死亡风险息息相关,同时借助 KEGG 通路和 GO 分析,可以验证最终所选的基因对既能与生存结果密切相关,又能有效区分患者风险。本章将重点聚焦于联合协变量检测方法在癌症预后研究中的应用,深入阐述该方法如何精准筛选与生存结果高度相关的基因对,达成有效风险分层,并通过 KEGG 通路和 GO 分析验证结果的生物学意义,进而为预后生存状况的预测提供有力支持,同时也将探讨其存在的局限性,期望能为生物医学研究开辟新的思路与方法。

3.1　预后生存分析的理论基础

生存分析是统计学中用于分析生存时间数据的一个研究分支,在癌症研究中应用颇为广泛。尤其是它有助于评估患有特定类型癌症患者的预后情况,不仅能区分具有不同生存结果的患者类别,还能揭示死亡风险的可能分子病因。因此,可以利用表达谱来发现具有不同生存风险的患者亚型。鉴于当前临床诊断的效用有限,这类数据在遗传层面为生存情况提供了一种补充性的预测依据。众多尝试利用从表达谱中筛选出的特征进行离散分层(例如复发、转移以及化疗疗效)的研究都已证实了其有效性。相应地,也已经有一些将患者划分为具有不同生存时间风险组的方法方面的应用。

考虑观测到的生存时间具有右删失(right censoring)的连续性,Cox 比例风险回归分析[18]被广泛用于寻找与浸润性乳腺癌、非小细胞肺癌、滤泡性淋巴瘤、胶质母细胞瘤等疾病患者总生存期相关的协变量。由于表达谱数据的高维小样本特性,因此有研究将 Cox 比例风险模型与降维或收缩方法(如偏最小二乘法[19]和主成分分析[20]等)相结合。然而,上述方法仅能在所得的低维空间中对样本所属不同的死亡风险组进行判别,无法报告哪几个基因与预后生存时间密切相关。此外,有研究还提出了与风险回归相关的树结构生存分析[21]和随机生存森林[22]等自顶向下的方法来进行协变量的筛选。与自底向上的枚举策略不同,尽管这些启发式方法效率较高,且能无限逼近全局最优解,但它们可能得到的只是局部最优解。

因此,单变量回归分析已稳固地处于主流地位。由于变量的维度较高而观测样本量相对较小,为解决参数学习中的过拟合问题,有研究提出了一种采用最小角回归的惩罚性 Cox 比例风险回归模型[23]。此外,在风险比的对数与协变量之间呈线性相关的条件下,有研究提出了一种采用稀疏核的生存 SVM,以使分类间隔最大化[24]。在实际应用中,会对每个变量进行单变量 Cox 回归分析,考虑到其与生存时间的相关性或对患者明显的分层作用,那些被认为具有显著意义的变量会被筛选出来。可以通过对回归系数进行 Wald 检验[25],或者通过单变量风险评分分析,将患者分为高风险组和低风险组后,再进行置换的对数秩检验[26],来选择显著变量。

事实上,单变量 Cox 回归策略主要源于这样一个假设:即协变量源自单个变量,且每个变量都与生存结果显著相关。从本质上讲，一组有意义的协变量可能由不同的变量组成，这些变量有的与生存结果相关，有的则明显与生存结果无关。

3.1.1　生存时间相关分析

联合协变量的预后生存分析体现了对变量检测的双重考量，这些变量既与生存结果相关，又有助于将患者划分到不同风险组。为了寻找与生存结果相关的变量，首先引入了 Cox 比例风险回归模型。其偏似然函数由如下表达式给出：

$$l(\boldsymbol{\beta}) = \prod_{i=1}^{m} \frac{e^{x_{(i)}^{\mathrm{T}}\boldsymbol{\beta}}}{\sum_{j \in R(t_{(i)})} e^{x_{j}^{\mathrm{T}}\boldsymbol{\beta}'}}, \tag{3-1}$$

其中连乘是假定不存在相等（重复）时间的情况下针对 m 个无右删失随访情况的、不同的有序生存时间进行计算的。$\boldsymbol{x}_{(i)}$ 和 $\boldsymbol{\beta}$ 分别表示所检测第 i 个变量的表达水平以及回归系数。分母中的求和是针对在有序生存时间 $t_{(i)}$ 时处于风险集合中的所有个体进行的，该风险集合用 $R(t_{(i)})$ 表示。通过对式（3-1）取对数变换后的右侧关于 $\boldsymbol{\beta}$ 求导，令导数等于零并求解，可得到最大偏似然估计量。对于 $\boldsymbol{\beta}$ 的每个分量，可给出一个 Wald 统计量，它表示估计系数与其估计标准误差的比率。即

$$z_k = \frac{\hat{\beta}_k}{\widehat{SE}\left(\hat{\beta}_k\right)}。 \tag{3-2}$$

通过查阅表格可得到 $\boldsymbol{\beta}$ 的第 k 个分量的 p 值，这里假定式（3-2）中的 Wald 统计量服从标准正态分布。为了扩大样本量，我们通过对生存结果重新排序 B 次，来进行置换检验。相应的 p 值表述如下：

$$p_k = \sum_{b=1}^{B} \frac{\#(|z_k^0| \geqslant |z_k|)}{B}, \tag{3-3}$$

其中，z_k^0 表示通过对生存结果进行随机重排得到的零假设统计量。考虑到变量之间可能存在的关联性，可对每个单变量或每一对变量都进行列举。因此，根据具有最小 p 值的单变量或变量对来筛选出与生存结果显著相关的协变量。

3.1.2　样本分组分析

此外，利用由多变量回归系数加权的所选变量表达水平的线性组合，可以得到每个观测值的风险评分。截断阈值可通过风险评分的中位数得出，或者由受试者工作特征（receiver operating characteristic，ROC）分析来确定，然后将训练集中的患者分为高风险组和低风险组。

此处，我们将对具有不同生存结果的患者进行的最佳分层视为筛选协变量的一个指标。在实际操作中，患者通常会被分为低风险组和高风险组，这符合医生日常的决策过程。在此情况下，风险评分是 Cox 回归模型的线性部分，对于包含 p 个协变量的第 i 个样本，其估计量为

$$\hat{r}_i = \hat{r}(\boldsymbol{x}_i, \hat{\boldsymbol{\beta}}) = \sum_{k=1}^{p} \hat{\beta}_k x_{ik}。 \tag{3-4}$$

采用中位风险评分作为分层的截断值，以便使高风险患者和低风险患者的数量保持相等。假

定两组中每组的生存函数均相同，高风险组预期死亡人数的估计量表示为

$$\hat{e}_{1i} = \frac{n_{1i}d_i}{n_i} , \tag{3-5}$$

其中，n_i 和 d_i 分别表示在观察到有序生存时间 $t_{(i)}$ 时处于风险中的人数以及死亡人数。n_{1i} 表示高风险组中处于风险中的人数。相应地，基于超几何分布的方差 d_{1i} 的估计量定义如下：

$$\hat{v}_{1i} = \frac{n_{1i}n_{0i}d_i(n_i - d_i)}{n_i^2(n_i - 1)} , \tag{3-6}$$

其中，n_{0i} 表示低风险组中处于风险中的人数。在两组生存函数相同这一假设条件下，对数秩检验（log-rank test）的统计量表述如下：

$$Q = \frac{\left[\sum_{i=1}^{m}(d_{1i} - \hat{e}_{1i})\right]^2}{\sum_{i=1}^{m}\hat{v}_{1i}} , \tag{3-7}$$

通过自由度为 1 的 χ^2 分布可得到相应的 p 值。以同样的方式，我们进行一个类似于式（3-3）所表述的置换检验，即，

$$p_r = \sum_{b=1}^{B}\frac{\#(|Q_r^0| \geqslant |Q_r|)}{B} , \tag{3-8}$$

其中，Q_r^0 同样表示通过对生存结果进行随机重排而得到的零假设统计量。在对每个单独变量或每一对变量进行列举之后，根据最小的 p 值来检测那些能够对具有不同生存结果的患者进行显著分类的协变量。

通过对每个变量以及每一对变量进行列举，在各分量如式（3-3）所示保持较小 p 值的条件下，选出与生存时间关联最为紧密的显著协变量。此外，利用式（3-4）所定义的风险评分对患者进行分层时所涉及的变量，对应着如式（3-8）中所见的较小 p 值。

3.2　联合协变量的预后生存分析方法

我们开发了一种特征选择策略。该策略不仅包含用于生存分析的联合协变量检测方法，还涵盖了相应的评估方法。如图 3-1 所示，所提出的特征选择策略包含四个部分，即：选择与患者生存时间相符的特征、对所选特征进行定量评估、选择与具有不同生存风险的患者类别相关的特征以及对所选特征进行定性评估。在图 3-1 中，主对角线的两个部分涉及基于联合协变量检测的生存分析的特征选择；而副对角线的两个部分则与其评估相对应。

图 3-1 展示了一个包含特征选择和评估的策略框架。整个流程从左上角的表达谱（expression profiles）开始。首先，选择与生存时间密切相关的特征。在这一步中，使用基于 Cox 比例风险回归的 Wald 统计和通过重新排序生存时间进行置换检验（permutation test）来进行特征的维度枚举。若选择的特征显著（significant），则进入对所选特征进行定量评估这一阶段。这一阶段使用了奥卡姆剃刀准则，避免过拟合并采用 p 值似然比检验来评估特征。若定量评估的结果显著，则进行与患者分层相关的特征选择。这一步通过风险评分投影的对数秩检验以及对生存时间重新排序进行置换检验定量地测量分层情况。若选择的特征显著，则进入对所选特征进行定性评估这一阶段。这一阶段使用了 Kaplan-Meier 生存分析并设计了 risk score 分析和风险评分热图，用于定性评估特征。整个流程通过多个步骤的选择和评估，确保所选择的特征既与生存时间相关，又能有效对患者进行分层。

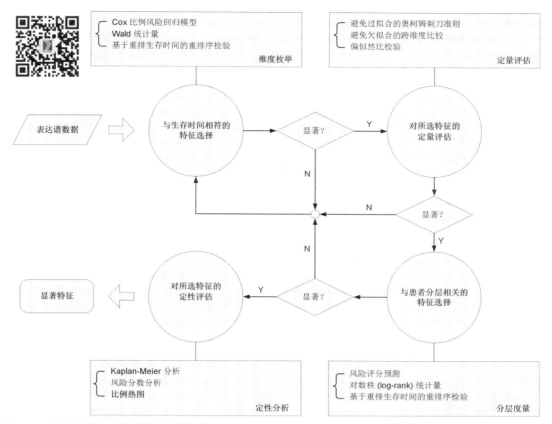

图 3-1　面向预后生存分析的联合协变量检测框架，该框架不仅包含基于联合协变量检测的生存分析（JCD-SA）的特征选择，还涵盖相应的评估策略

3.3　联合协变量的预后生存分析应用

为了展示所提方法的有效性，我们从癌症基因组图谱（TCGA）数据库下载的包含 548 名多形性胶质母细胞瘤（GBM）患者的 miRNA 表达谱用于开展实验。总体而言，这 548 例带有生存期信息的 GBM 病例是从 581 份 miRNA 表达谱中选取出来的。我们发现，使用随机二分法或者通过平衡训练组和测试组之间的生存结果来划分样本，并不能得到与从全部样本中推导出来的相同的变量集，因此选取了所有患者作为训练集。也就是说，如何合理地将样本划分为训练样本和测试样本仍在探讨之中。产生上述现象的原因有两个：一，与离散分层（例如复发、转移和化疗疗效）相比，生存结果是连续的，因此，在划分样本之前需要对生存结果的分布情况进行预估；二，由于包含了删失的随访时间，所以很难预估生存结果的分布情况。此外，每个患者的生存时间都有记录，其范围在 0 到 3881 天之间。其中，在研究期间有 450 人死亡（未删失），有 98 人在研究结束时仍然存活（删失）。

此处采用联合协变量检测方法来寻找与 GBM 患者死亡风险相关以及可对高风险和低风险患者进行分层的 miRNA。此处的"联合"在两方面得到体现。首先，它是一种用于寻找与生存时间密切相关变量的 Cox 回归与针对风险评分进行的对数秩检验（以评估分类结果）相结合的策略。其次，它还展示了从对单个变量进行枚举到对可列举的协变量元组进行枚举的步骤。考虑到计算开销，联合协变量检测在完成对 miRNA 对的枚举后就终止了。

对于每一个 miRNA，表达式（3-3）和（3-8）中所呈现的 p 值是经过 10000 次重排序后获得的。其中，$p \leqslant 0.01$ 的 miRNA 被视为具有个体显著性。我们得到了 6 个有显著意义的 miRNA，如表 3-1 所列。利用所选的这些有显著意义的 miRNA 的表达水平，我们通过计算表达式（3-4）中的中位风险评分，依据截断值划分出高风险组和低风险组，并对这两组进行了 Kaplan-Meier 生存分析，如图 3-2 所示。此外，每个有显著意义的 miRNA 的 p 值也在图 3-2 中有所展示。在假定风险比（hazard ratio，HR）在整个生存时间内保持恒定的情况下，我们也在图 3-2 中列出了风险比。

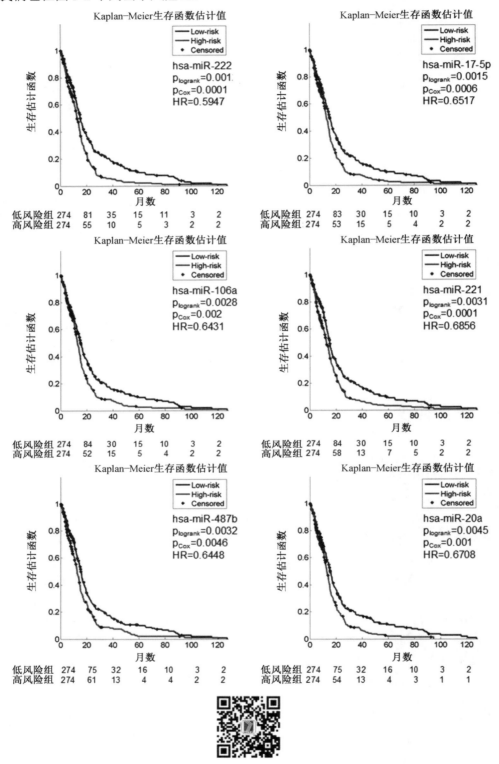

图 3-2　联合协变量检测的显著单 miRNA 定性结果。对显著的单 miRNA 进行 Kaplan-Meier 生存分析，这些单个 miRNA 中的每一个都是通过联合选择后用于 Cox 回归以及对数秩检验，其中 $p \leqslant 0.01$

表 3-1　联合协变量检测的显著单 miRNA 定量结果

miRNA	Z（log-rank）	p（log-rank）	$Coef$（Cox）	Z（Cox）	p（Cox）	高风险组表达量
hsa-miR-222	3.042262	0.0012	0.245557	6.33205	0.0001	High
hsa-miR-17-5p	2.878053	0.0015	−0.22319	−3.36403	0.0006	Low
hsa-miR-106a	2.841924	0.0028	−0.18956	−3.00119	0.002	Low
hsa-miR-221	2.792194	0.0031	0.283759	5.395549	0.0001	High
hsa-miR-487b	2.711448	0.0032	0.207506	2.849673	0.0046	High
hsa-miR-20a	2.688864	0.0045	−0.1768	−3.16297	0.001	Low

　　对于每一对 miRNA，也都进行了 10000 次重排序操作。利用公式（3-3）计算出每一对中各组成 miRNA 对应的 p 值。在将习得的 Cox 回归系数作为权重对表达水平进行线性组合后，利用公式（3-4）得出风险评分。以中位风险评分作为截断值，因此，患者被分类到高风险组和低风险组。进行了公式（3-7）所表述的对数秩检验，并利用公式（3-8）计算出代表两组间风险显著差异的相应 p 值。$p \leqslant 0.001$ 的 miRNA 对被视为与 GBM 患者死亡风险相关的显著配对。我们得到了 6 对有显著意义的 miRNA（表 3-2），其生存分析情况如图 3-3所示。

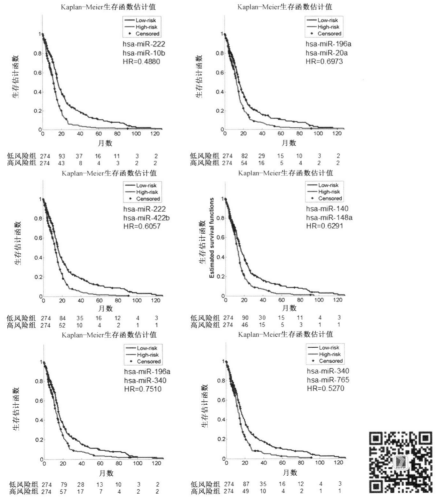

图 3-3　联合协变量检测的显著 miRNA 对定性结果。对显著的 miRNA 对进行 Kaplan-Meier 生存分析，这些 miRNA 对中的每一对都是通过联合选择后用于 Cox 回归以及对数秩检验，其中 $p \leqslant 0.001$

图 3-3 展示了这些显著配对的实验结果。针对每一对显著的 miRNA，在患者的高风险组和低风险组之间都进行了 Kaplan-Meier 生存分析。每一组的 p 值以及与对数秩检验相对应的 p 值也列于表 3-2 中。通过仔细对比图 3-3 所示的与 miRNA 对相关的 Kaplan-Meier 曲线以及图 3-2 所示的与单个有显著意义的 miRNA 相关的 Kaplan-Meier 曲线，我们发现，所选的 miRNA 对有助于对生存期小于 10 个月的患者进行更清晰地分层。

接下来，我们试图验证与生存结果关联性最强的协变量并不等同于单个显著变量的集合。为了证明这一点，我们列举了表 3-1 所列且图 3-2 所示的 6 个具有单个显著性的 miRNA 的所有可能组合，并对每个组合进行联合协变量检测。我们进行了 10000 次重排序操作，并将显著性检测的阈值设定为 0.05。在除 6 个具有单个显著性的 miRNA 之外的所有 57 种组合中，获得了 2 种显著组合，如图 3-4 所示。每个 miRNA 的 p 值以及与对数秩检验相对应的 p 值都针对每个组合一一列出。在仔细对比图 3-3 和图 3-4 中的各项参数之后，我们得出结论：用于区分 GBM 预后的协变量并不能仅由具有单个显著性的变量构成。换句话说，显著协变量可能由不同的变量组成，这些变量中的每一个变量要么具有单个显著性，要么不具有单个显著性。

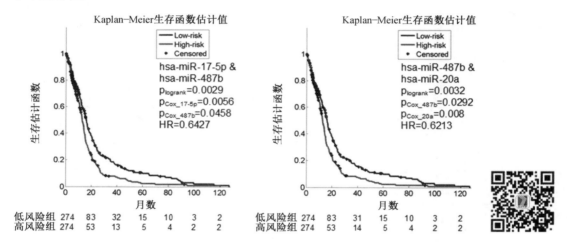

图 3-4   组合单个显著 miRNA 定性结果。利用 6 个具有显著意义的单个 miRNA 组合进行生存分析，这 6 个单个 miRNA 中的每一个都是依据 Cox 回归以及对数秩检验联合筛选出来的，其中 $p \leqslant 0.05$

表 3-2   联合协变量检测的显著 miRNA 对定量结果

miRNA	miRNA	p（log-rank）	p（Cox）	p（Cox）	高风险组表达量	高风险组表达量
hsa-miR-10b	hsa-miR-222	0.0002	0.0004	0.0001	High	High
hsa-miR-196a	hsa-miR-20a	0.0003	0.0007	0.0002	High	Low
hsa-miR-222	hsa-miR-422b	0.0003	0.0001	0.0007	High	Low
hsa-miR-140	hsa-miR-148a	0.0007	0.0004	0.0001	Low	High
hsa-miR-196a	hsa-miR-340	0.0007	0.001	0.0003	High	Low
hsa-miR-340	hsa-miR-765	0.0009	0.0001	0.0006	Low	Low

我们还在高性能计算平台上开展了并行计算，实现了 miRNA 的三三枚举，实验结果如图 3-5 所示。图 3-5（A）、图 3-5（B）和图 3-5（C）分别展示了最具显著意义的单个 miRNA，miRNA 对以及 miRNA 三元组所体现出的生存差异。经过仔细对比，可以发现所选的、最具显著性的 miRNA 对（即 miR-222 和 miR-10b）共同发挥作用时表现最佳。此外，我们详细列出了所有具有单个显著性的 miRNA 的可能组合，并展示了与表现最佳的组合相对应的 Kaplan-Meier 生存曲线，如图 3-5（D）所示。对比图 3-5（B）和图 3-5（D）可以发现，表

现最佳的显著 miRNA 对并非由具有单个显著性的 miRNA 组成。

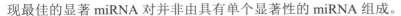

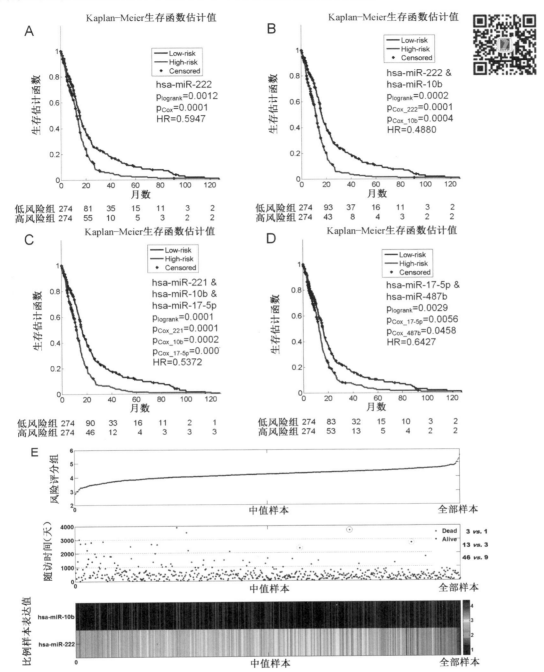

图 3-5　不同维度下所选特征的定性评估。A：使用单个显著性最强的 miRNA（即 miR-222）绘制的 Kaplan–Meier 生存曲线。B：使用最显著的 miRNA 对（即 miR-222 和 miR-10b）绘制的 Kaplan-Meier 生存曲线。C：使用最显著的 miRNA 三元组（即 miR-221，miR-10b 和 miR-17-5p）绘制的 Kaplan-Meier 生存曲线。D：综合具有单个显著性的 miRNA（即 miR-17-5p 和 miR-487b）绘制的 Kaplan-Meier 生存曲线。E：风险评分分析，包括每位患者风险评分值的图表、每位患者随访天数的散点图以及一个表示 miR-222 和 miR-10b 加权表达水平的比例热图

　　此外，我们绘制了一个比例风险评分分析图，以展示所选的显著 miRNA 对的有效性，如图 3-5（E）所示。患者按照风险评分从小到大重新排序。图中列出了相应患者的随访天数以及这两种 miRNA 的加权表达水平。中位风险评分被视作一个截断值，用于将患者划分

为左侧的低风险组和右侧的高风险组。从每位患者随访天数的散点图中可以看出，低风险组中生存期较长的患者比高风险组更多。换句话说，miR-222 和 miR-10b 能够对患者的生存风险进行分层。与患者的风险评分相对应，展示了一个根据 Cox 回归系数得出的表示这两种 miRNA 加权表达水平的比例热图。可以看出，miR-222 是一个与死亡风险相关的过表达 miRNA。至于 miR-10b，在高风险组和低风险组之间很难发现其表达水平有任何明显变化。借助表 3-3 中列出的估计 HR 以及 95%置信区间（CIE），我们证实了 miR-10b 是一个过表达变量。可以看到，估计风险比的 95%置信区间包含 1，这表明高风险组和低风险组之间可能没有明显差异。然而，在相应的多变量 Cox 回归模型中排除了 1，这验证了 miR-10b 与 miR-222 一起对于死亡风险而言是过表达的。

依据图 3-5 以及表 3-3 所示的较小的 p 值和较小的 HR，我们选出了最显著的 miRNA 对（即 miR-10b 和 miR-222）。为了验证所选的这一对 miRNA 与 GBM 预后密切相关，而非与单个的显著或非显著 miRNA 相关，我们使用了 DIANA miRPath[27]以及 TarBase[28]，它们能提供经过高质量实验验证的 miRNA-target 相互作用，用以识别与 miR-222 和 miR-10b 均相关的 KEGG 通路。与 miR-222，miR-10b 以及它们的组合相对应的通路分别列于表 3-4、表 3-5 和表 3-6 中。通过对比表 3-4、表 3-5 和表 3-6 可以发现：包括胶质瘤和黑色素瘤在内的通路可能与 miR-222 和 miR-10b 都有直接关联，这或许间接地支持了我们关于需要进行联合协变量检测的观点。胶质瘤通路如图 3-6 所示。

表 3-3　单变量模型和多变量模型比较的定量结果

模型	miRNA	Coefficient	HR	95% CIE	p 值
单变量模型	miR-222	0.2456	1.2783	[1.1848, 1.3793]	0.0001
	miR-10b	0.0360	1.0367	[0.9701, 1.1078]	0.2824
多变量模型*	miR-222	0.3061	1.3581	[1.2493, 1.4766]	0.0001
	miR-10b	0.1412	1.1517	[1.0675, 1.2425]	0.0004

$^*ll(\hat{\beta}) = -2.354 \times 10^3$，$ll(0) = -2.3815 \times 10^3$，$T \sim \chi^2(2)$，$p = 1.14 \times 10^{-12}$

表 3-4　与 miR-222 相关的通路（$p \leqslant 0.01$）

KEGG pathway	p 值	# genes	# miRNAs
Fatty acid biosynthesis	1.64×10^{-25}	1	1
Fatty acid metabolism	5.15×10^{-5}	2	1
Arrhythmogenic right ventricular cardiomyopathy （ARVC）	5.15×10^{-5}	8	1
Viral carcinogenesis	0.000376	22	1
Protein processing in endoplasmic reticulum	0.006288	20	1
Lysine degradation	0.011993	5	1
RNA degradation	0.011993	11	1
p53 signaling pathway	0.011993	11	1
Ubiquitin mediated proteolysis	09.013637	17	1
RNA transport	0.02166	20	1
Cell cycle	0.02166	15	1
Spliceosome	0.024132	11	1
Endometrial cancer	0.038151	6	1
Adherens junction	0.041217	9	1
HTLV-I infection	0.046109	24	1
Central carbon metabolism in cancer	0.047174	6	1
Bacterial invasion of epithelial cells	0.049002	9	1

表 3-5　与 miR-10b 相关的通路（ $p \leqslant 0.01$ ）

KEGG pathway	p 值	# genes	# miRNAs
Fatty acid biosynthesis	4.92×10^{-28}	1	1
Viral carcinogenesis	1.11×10^{-6}	16	1
Fatty acid metabolism	2.78×10^{-6}	1	1
Chronic myeloid leukemia	0.0005	9	1
Central carbon metabolism in cancer	0.002282	7	1
Non-small-cell lung cancer	0.007224	8	1
Glycosphingolipid biosynthesis, lacto- and neolactoseries	0.015745	2	1
Pyrimidine metabolism	0.021438	7	1
Cell cycle	0.022075	13	1
p53 signaling pathway	0.028173	9	1

表 3-6　与 miR-10b 和 miR-222 均相关的通路（ $p \leqslant 0.01$ ）

KEGG pathway	p 值	# genes	# miRNAs
Fatty acid biosynthesis	5.98×10^{-47}	1	2
Fatty acid metabolism	6.60×10^{-22}	1	2
Viral carcinogenesis	1.54×10^{-5}	5	2
Chronic myeloid leukemia	0.001129	4	2
Glioma	0.015536	4	2
Non-small-cell lung cancer	0.023173	4	2
Melanoma	0.030385	4	2
Cell cycle	0.043136	6	2

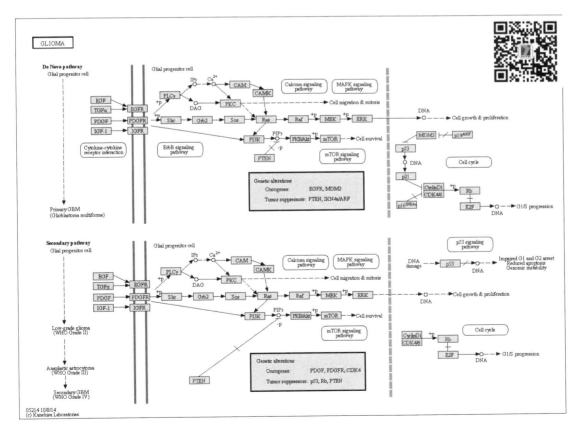

图 3-6　与 miR-10b 和 miR-222 密切相关的胶质瘤通路

3.4　小结

　　本章提出了一种联合协变量检测策略，用于筛选那些不仅与生存结果密切相关，还有助于对患者进行清晰分层的候选基因。我们选择GBM数据并验证我们的方法在其上的有效性，原因如下。首先，GBM数据包含548名患者，样本量较大。如此大的样本量确保了统计结果的可靠性，这也是我们将全部样本用于模型训练的原因。其次，GBM数据有着很长的随访时间，最长的随访时间已超过十年。最后，右删失观测值（指在随访结束时，研究对象仍然存活或失访等情况）所在的样本量较小，目前有98例，与之相比，已经去世的有450例。较少的删失样本能使Cox比例风险回归得到更稳健的拟合结果。

　　联合协变量检测包含这样一个概念，即把筛选与生存结果关联性最强的协变量和寻找能够进行风险分层的协变量这两者相结合。据我们所知，它是首个采用自底向上枚举变量对（而非实践中广泛采用的单个显著变量组合）的模型。考虑到表达谱通常具有高维度和小样本量的特点，通过对生存结果重新排序来进行假设检验，以扩大样本量。此外，对数秩检验或许也有助于解决过拟合问题。

　　然而，必须列出所提出策略的若干局限性，如下所示：

　　首先，由于联合协变量检测的计算开销较高，在完成变量对的枚举后就会终止。为了验证我们的推断，需要对多个变量组进行枚举操作。

　　其次，考虑对快速执行的需求，包含惩罚项或约束条件的策略未被纳入其中。

　　第三，我们遵循Cox比例风险假设，即风险比与生存时间无关。实际上，是协变量（而非回归系数）不依赖于生存时间。在观察开始时其值就固定的协变量在整个随访时间内保持不变。如果对数风险的差异取决于时间，那么可以分别采用非参数一致性度量或者一致性回归与加权Cox回归的替代选择来替代Cox回归。一旦计算开销的问题得到解决，就可以加入这些改进措施。

　　第四，也是最重要的一点，如何合理地将带有生存结果的样本划分为训练样本和测试样本，这仍然是一个正在讨论的关键问题。实际上，使用随机二分法或者通过平衡训练组和测试组之间的生存结果来划分样本是行不通的，尤其是在低维特征空间中。这一点已经通过实验得到了验证，而所有局限性都有待在未来加以解决。

第 4 章　联合协变量的预后生存分析工具

　　基于上一章提出的 A5 特征选择策略，我们开发了一种联合协变量检测工具，用于肿瘤表达谱数据的差异表达分析。该工具结合了假设检验与基于分类结果的检验方法，并引入了基于 GMM 的模型选择方法，实现了基因的自动选择。仿真和实际数据的实验结果表明，该联合协变量检测工具有效提升了肿瘤表达谱差异表达分析的可靠性。

　　针对肿瘤表达谱的生存分析一直是后续生物学实验需要验证的关键问题。如何筛选出与生存时间密切相关的基因至关重要。此外，如何筛选出最能区分患者低风险组和高风险组的基因也很重要。源自这两个方面的共同特征可为癌症预后提供候选基因。基于上述两步特征选择策略，我们开发了一种用于肿瘤表达谱生存分析的联合协变量检测工具（JSD-SA）。筛选出了不仅与生存时间相符，而且与具有不同生存风险的患者类别相关的显著特征。以 548 例 GBM 患者的 3 级 miRNA 表达数据为例，该工具筛选出了用于癌症预后的 miRNA 候选物。通过 100 次模拟实验证明了使用该工具所筛选出特征的可靠性。此外，使用该工具还验证了显著协变量并非直接由单个显著变量构成。

4.1　预后生存分析的技术背景

　　由于当前临床信息诊断预后的有效性有限，人们利用表达谱数据来获取显著变量，这些变量不仅与不同生存风险患者的类别有关，而且与生存时间一致。通常，考虑到带有右删失情况的患者生存结果的连续性，会使用 Cox 比例风险回归分析来寻找相关变量。对于高维小样本数据，Cox 比例风险回归必须与诸如偏最小二乘法或主成分分析等降维或收缩方法相结合。然而，这些方法仅仅能够提供全体变量的组合。此外，树结构生存分析[21]、随机生存森林[29]（RSF）以及与风险回归相关的方法[22]被用于选择与生存结果相关的特征。不管怎样，这些自顶向下的策略提供了如此多的候选变量，以至于那些可能揭示不同生存风险潜在分子原因的真正特征不可避免地被掩盖了。

　　相比之下，单变量风险回归分析一直稳稳地处于主流地位。具有不同约束条件的自底向上的策略（比如最小角回归[23]或稀疏核[24]）被用于提供与生存时间相关的变量。如上一章所示，我们率先提出了联合协变量检测，它将与生存时间相符且与患者类别相关的显著变量结合起来。与单个显著变量不同的是，我们专注于特征元组的自底向上的枚举，这些特征元组中的每个组成部分要么具有单独显著性，要么不具有单独显著性。事实上，这一思路受到联合假设检验[2]的启发，联合假设检验用于筛选在不同患者群体之间存在差异表达的特征。与联合假设检验不同的是，联合协变量检测面对的是连续的生存时间，而非代表不同患者类别类型的标签。

　　在本章中，我们进一步将所提出的特征选择分为两个步骤，即选择与生存结果相关的变量以及针对具有不同生存风险的患者进行进一步的特征选择以实现不同患者风险类别的区分。此外，我们开发了一种用于肿瘤表达谱生存分析的联合协变量检测工具（即 JCD-SA），它有助于在集群、工作站甚至个人计算机上方便地选择显著基因。我们采用 Python 3.8 作为开发环境。将从 TCGA 数据库中下载的 548 例 GBM 患者的 3 级 miRNA 表达数据以及生存的模拟数据作为示例。将 JCD-SA 与名为 RSF 的主流方法相比，JCD-SA 显示出了更好的实验结果，证明了该方法的有效性。

4.2   预后生存分析的技术实现

为了简要阐释基于联合协变量检测的预后生存分析方法，图 4-1 展示了其示意图，其中 $x_{(i)}$ 表示样本i的表达水平，β 表示所检测变量的回归系数。分母中的求和是针对在有序生存时间 $t_{(i)}$ 时处于风险集合中的所有个体进行的，该风险集合用 $R(t_{(i)})$ 表示。z_k^0 表示通过对生存结果进行随机重排得到的零假设统计量。高风险组死亡期望的估计量用 $\hat{e}_{1i}$ 表示，具体的表达式为 $\hat{e}_{1i} = \frac{n_{1i}d_i}{n_i}$，其中 n_i 和 d_i 分别代表在观察到有序生存时间 $t_{(i)}$ 时处于风险中的个体数量以及死亡个体数量，n_{1i} 表示高风险组中处于风险中的个体数量。超几何分布中方差 d_{1i} 的估计量定义为 $\hat{v}_{1i} = \frac{n_{1i}n_{0i}d_i(n_i - d_i)}{n_i^2(n_i - 1)}$，其中 n_{0i} 表示低风险组中处于风险中的个体数量。Q_r^0 表示通过对生存结果进行随机重排得到的零统计量。输入数据被视为包含患者生存时间和删失状态的表达谱。输出数据指的是所选特征。联合协变量检测对应两步特征选择，即选择与生存结果相关的特征以及选择用于区分两个风险组的特征。

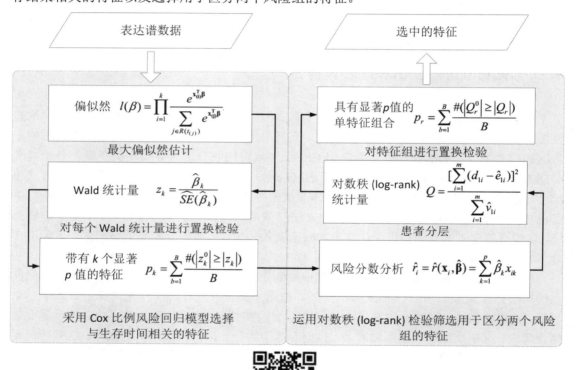

图 4-1   基于联合协变量检测的预后生存分析工具示意图

4.2.1   与生存时间有关的特征

我们先来考虑选择与生存时间相关的特征。对包含 k 个变量的 k 元组进行自底向上的枚举。对于每个元组，引入 Cox 比例风险回归分析。通过对偏似然函数进行极大偏似然估计，我们得到k个估计回归系数，并针对这些系数构建 Wald 统计量。此外，对每个 Wald 统计量进行重排序检验。每个组成部分都对应显著值的元组，这被视作与生存结果相关的候选特征。

更多细节可参见第 3 章的相关内容。

4.2.2　用于区分两类风险组的特征

此外，我们可以选择用于区分患者低风险组和高风险组的特征，这与医生的日常决策过程相符。对于每位患者，会依据其表达量计算一个风险评分，该评分是利用 Cox 回归系数得出的表达值的线性部分。采用预先指定的风险评分作为区分高风险组和低风险组患者的截断值。并对两组数据进行对数秩检验。此外，对已被选作与生存结果相关的每个特征元组进行重排序检验。具有显著值的特征元组被视为用于区分两个风险组的候选特征。更多的细节也可参见第 3 章的相关内容。

4.2.3　预后生存分析工具软件概述

我们用 Python 3.8（或其他更高版本）实现的预后生存分析工具软件 JCD-SA 能够在不同的计算平台（例如集群、工作站甚至个人计算机）上运行。JCD-SA 包含两个部分，即客户端程序和服务器端程序。与生存结果相关的特征选择通过两个 Python 的 py 文件（即"/Client/S1_feature_selection.py"和"/Server/S1_feature_ selection_on_server.py"）来完成。进一步对用于患者分层的特征选择由 Python 的 py 文件"Client/S2_plot_draw.py"实现。如果该程序在工作站或个人计算机上运行，那么仅需客户端部分。也就是说，用户只需关注客户端部分的两个图形用户界面（即"/Client/S1_feature_selection.py"和"Client/S2_plot_draw.py"）。否则，还需要服务器部分。数据通信和环境配置使用 Python 3.8 实现。

4.3　预后生存分析工具的应用

依据所提出的两步特征选择策略，我们首先考虑选择与生存结果相关的特征。图 4-2 展示了这一步骤。如果癌症类型在类型列表中未被列出，那么可通过点击右侧箭头选择或输入癌症类型。也可对设置框架中的其他选项进行选择，其详细信息列于用户指南中。在全速运行之前，联合协变量检测工具（JCD-SA）会预估完成所需的秒数，这有助于做出进一步决

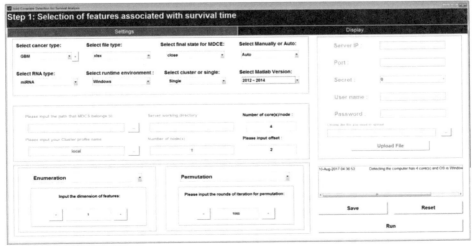

图 4-2　选择与生存时间密切相关的显著特征的参数配置界面

策。完成后，记录每个元组值的结果存储于"/Client/Data/S1"中。图 4-3 进一步展示了选择与生存结果相关特征的步骤（即 Step 2.1）。通过设置与 Wald 统计量重排序检验相对应的 p 值的阈值，筛选出与生存结果相关的特征。

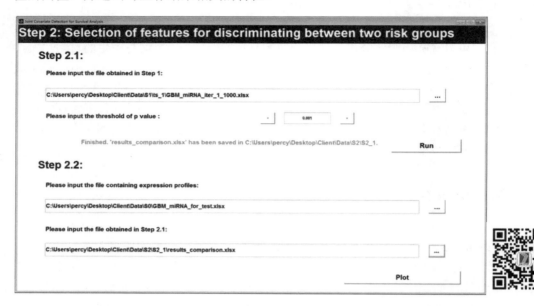

图 4-3　选择用于区分不同样本风险组的显著特征的参数配置界面

以 548 例 GBM 患者的 3 级 miRNA 表达数据为例，将具有单个显著性的 miRNA 和成对的显著的 miRNA 分别列于表 4-1 和表 4-2 中。在仔细对比表 4-1 和表 4-2 后，可以得出如下结论：高维的显著特征可能并非由具有单个显著性的 miRNA 构成。以显著的 miRNA 对 miR-10b 和 miR-222 为例，miR-10b 未列于表 4-1 中，这表明它自身不具有显著性。这一现象揭示了使用联合协变量检测的优势。

图 4-3、图 4-4 和图 4-5 共同展示了区分两个风险组的特征选择步骤。在图 4-3 中，在选择了代表原始数据的文件以及与步骤 2.2 中生存时间相关的重要特征所对应的结果之后，软件会运行至步骤 2.3 和步骤 2.4。

如图 4-4 所示，利用源自对数秩检验和 Harrell 一致性指数的参数进行 Kaplan-Meier 分析，以便进一步筛选特征，这有助于区分患者的高风险组和低风险组。同时，风险评分分析的结果在图 4-5 中有所展示。相应地，涉及重要特征的结果分别存储在"Client/Data/S2/S2_3"和"Client/Data/S2/S2_4"中。

表 4-1　采用联合协变量的预后生存分析方法选中的单个显著的 miRNA（$p \leqslant 0.001$）

miRNA	β（Cox）	Z（Cox）	p（Cox）
hsa-miR-148a	0.192	4.607	<0.001
hsa-miR-17-3p	−0.308	−3.321	<0.001
hsa-miR-200a	0.465	3.563	<0.001
hsa-miR-20a	−0.177	−3.163	<0.001
hsa-miR-221	0.284	5.396	<0.001
hsa-miR-222	0.246	6.332	<0.001
hsa-miR-340	−0.468	−3.498	<0.001
hsa-miR-34a	0.182	4.287	<0.001

表 4-2　采用联合协变量的预后生存分析方法选中的显著 miRNA 对（$p \leqslant 0.001$）

miRNA	miRNA	β（Cox）	β（Cox）	Z（Cox）	Z（Cox）	p（Cox）	p（Cox）
hsa-miR-10b	hsa-miR-222	0.1412	0.3061	3.6472	7.1789	0.0004	<0.0001
hsa-miR-140	hsa-miR-148a	−0.2450	0.1956	−3.3193	4.7179	0.0004	<0.0001
hsa-miR-143	hsa-miR-34a	−0.2452	0.2326	−3.5230	5.2069	0.0004	<0.0001
hsa-miR-182	hsa-miR-204	−0.1186	0.1482	−3.4971	4.2846	0.0004	<0.0001
hsa-miR-340	hsa-miR-801	−0.7523	−0.2290	−4.7672	−4.0426	<0.0001	0.0002
hsa-miR-198	hsa-miR-671	0.6433	−0.6435	3.7746	−3.9295	0.0002	0.0002
hsa-miR-196a	hsa-miR-20a	0.2191	−0.2120	3.4284	−3.6662	0.0007	0.0002
hsa-miR-340	hsa-miR-452	−0.7811	−0.2872	−4.8128	−3.6202	<0.0001	0.0003
hsa-miR-196a	hsa-miR-20b	0.2159	−0.2582	3.3972	−3.6163	0.0008	0.0003
hsa-miR-196a	hsa-miR-340	0.2115	−0.5325	3.2889	−3.8183	0.0010	0.0003
hsa-miR-374	hsa-miR-671	−0.3845	−0.2770	−4.1883	−3.5837	0.0002	0.0004
hsa-miR-140	hsa-miR-801	−0.3620	−0.2002	−4.2702	−3.6236	<0.0001	0.0005
hsa-miR-340	hsa-miR-671	−0.7553	−0.2512	−4.6673	−3.4952	0.0002	0.0005
hsa-miR-340	hsa-miR-765	−0.7652	−0.2524	−4.6791	−3.4679	<0.0001	0.0006
hsa-miR-17-5p	hsa-miR-196a	−0.2635	0.2226	−3.8666	3.4765	<0.0001	0.0006
hsa-miR-222	hsa-miR-422b	0.2911	−0.3619	7.0607	−3.5045	<0.0001	0.0007
hsa-miR-140	hsa-miR-671	−0.3948	−0.2333	−4.2886	−3.3077	<0.0001	0.0007
hsa-miR-340	hsa-miR-370	−0.7885	−0.1201	−4.6899	−3.4386	<0.0001	0.0007
hsa-miR-374	hsa-miR-663	−0.3226	−0.2551	−3.9265	−3.4033	0.0002	0.0007
hsa-miR-190	hsa-miR-374	0.9479	−0.2649	3.4665	−3.5370	0.0004	0.0007
hsa-miR-148a	hsa-miR-30e-3p	0.2287	−0.3551	5.1831	−3.1949	<0.0001	0.0008
hsa-miR-374	hsa-miR-801	−0.2932	−0.1921	−3.7141	−3.4390	0.0005	0.0008
hsa-miR-374	hsa-miR-765	−0.3481	−0.2457	−3.9480	−3.2346	0.0002	0.0009
hsa-miR-30e-3p	hsa-miR-663	−0.4564	−0.2517	−3.4388	−3.2166	0.0005	0.0009
hsa-miR-181c	hsa-miR-675	−0.2618	−2.9279	−3.6755	−3.3646	0.0003	0.0010
hsa-miR-200b	hsa-miR-487b	0.4543	0.2424	4.0048	3.2972	0.0007	0.0010

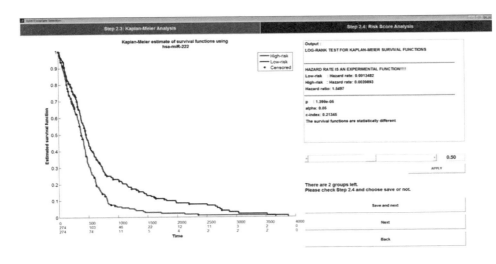

图 4-4　Kaplan-Meier 生存分析界面

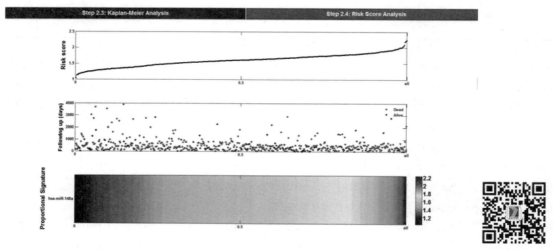

图 4-5 风险分数分析界面

　　为了展示我们方法的有效性，我们在 548 名 GBM 患者的 3 级 miRNA 表达数据上应用了名为 RSF 的主流方法以做对比。构建了 1000 棵二元生存树，每个终端节点至少包含 10 个（$d_0 = 10$）独特的死亡病例。我们对每个变量进行了 1000 次重排序，并获得了每个变量的变量重要性（VIMP）指标。结果列于表 4-3 中。

　　在对表 4-2 和表 4-3 进行仔细对比之后，我们发现 miR-10b 仍然不重要，因为它未在表 4-3 中列出。这一现象揭示了使用联合协变量检测而非 RSF 方法的优势。实际上，单独来看具有显著意义的 miR-222 在进行 10000 次重排序的对数秩检验中对应的 p 值为 0.0012。至于显著的组合（即 miR-222 和 miR-10b 这一组合），其在进行 10000 次重排序的对数秩检验中对应的 p 值为 0.0002。而对于 miR-10b 来说，其对应的 p 值为 0.285，单独来看 miR-10b 是不具有显著意义的。

表 4-3　采用 RSF 获取的显著 miRNA（VIMP 分数 ≥ 0.001）

miRNA	VIMP score
hsa-miR-222	0.0103
hsa-miR-148a	0.0027
hsa-miR-30d	0.0012
hsa-miR-27a	0.0011
hsa-miR-422b	0.0011

　　此外，我们在 40 个独立维度下生成了模拟数据，并从中设定两个的维度具有显著性。也就是说，生存时间 S 被定义为 $S = \exp(-X\beta + \varepsilon)$，其中 X 是模拟的基因表达矩阵，而 $\beta = [0.9, 0.1, 0.001, \cdots, 0.001]$（共 40 个元素）表示系数参数，$\varepsilon$ 服从均值为 0、方差为 2 的正态分布，样本量 n 为 50。生成删失状态，并使得模拟数据产生 10% 的删失情况。

　　模拟数据的实验结果分别列于表 4-4、表 4-5 和表 4-6 中。与模拟生存结果密切相关的显著组合被筛选了出来，如表 4-5 所示。相比之下，未在表 4-4 中出现的 miRNA-alternative 2 显示为不显著（$p = 0.939$），并且在表 4-6 中体现为相对不重要。这些结果证明了我们方法的有效性。

表 4-4　在仿真数据集上采用联合协变量的预后生存分析方法选中的显著特征（$p \leqslant 0.05$）

miRNA	β（Cox）	Z（Cox）	p（Cox）
miRNA-alternative 1	4.739	5.929	<0.001
miRNA-null 33	−0.3583	−1.9486	0.023

表 4-5　在仿真数据集上采用联合协变量的预后生存分析方法选中的显著特征对（$p \leqslant 0.001$）

miRNA	miRNA	β（Cox）	β（Cox）	Z（Cox）	Z（Cox）	p（Cox）	p（Cox）
miRNA-alternative 1	miRNA-alternative 2	7.6975	0.8455	5.1236	3.6895	<0.001	<0.001

表 4-6　在仿真数据集上采用 RSF 获取的显著特征（VIMP 分数 $\geqslant 0.001$）

miRNA	VIMP score
miRNA-alternative 1	0.1887
miRNA-null 32	0.0016
miRNA-alternative 2	0.0013
miRNA-null 10	0.0013

　　为了表明所选变量不太可能是假阳性或假阴性变量，我们将样本量扩大（样本量 $n = 500$），重复上述仿真实验模拟 100 次。实验结果在图 4-6 中展示出来。图 4-6（A）展示了经过 100 次模拟后显著组合的 p 值（$p < 1 \times 10^{-3}$）。然而，如图 4-6（B）所示，miRNA-alternative 2 单独来看重要性较低。对比图 4-6（A）和图 4-6（B）可以发现，显著特征很可能并非由单独具有显著意义的单变量构成。图 4-6（C）和图 4-6（D）分别报告了经过 100 次模拟后阳性组合及个体的数量。未发现假阴性结果。在图 4-6（C）中，假阳性

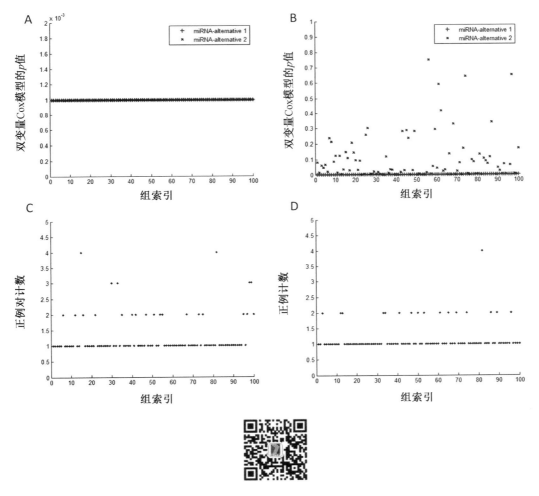

图 4-6　仿真实验结果。A：经过 100 次模拟后显著特征组合的 p 值。B：经过 100 次模拟后显著变量的 p 值。C：经过 100 次模拟后阳性组合的数量。D：经过 100 次模拟后阳性变量的数量

组合的最大数量为 3，这表明假阳性组合的概率较低，为 0.0038（即 3 除以从 40 个中选 2 个的组合数）。至于图 4-6（D），假阳性个体的最大数量同样为 3，不过，假阳性个体的概率为 0.075（即 3/40）。

4.4   小结

有几种情况需要加以讨论。首先，是显著的多变量（而非单个显著单变量的组合）促成了特征的筛选，这些特征不仅与生存结果相符，而且与处于不同生存风险下的患者分层相关。这一事实已通过本章中的实验结果得到了证实。其次，每个显著多变量的组成部分可能相关性较低。在对模拟数据进行实验时已经发现这一现象，但仍需要进一步的证据。最后，考虑到计算每一对变量或每个高维变量元组的错误发现率（FDR）、q 值、校正 p 值等的计算开销，这里并未对多重假设检验进行校正。不过，我们已经进行了模拟，这些模拟展示了我们方法的有效性。

本章用于生存分析的联合协变量检测为选择并非单独显著而是联合显著的变量候选对象提供了一个新视角。遵循两步变量选择策略，我们开发了一款软件（即联合协变量检测用于生存分析软件，简称 JCD-SA），旨在帮助用户筛选出不仅与生存时间相符，而且与预后风险相关的特征。JCD-SA 可适用于多种癌症类型。用户能够轻松操作该软件，并便捷地获取实验结果，以便用于后续的生物学实验验证。

第二部分

自顶向下的联合协变量检测方法

第 5 章　异质集成分类差异表达分析方法

在过去的 20 年里，分子特征在许多癌症的诊断方面已有大量报道。然而，使用统计方法或机器学习方法总是会发现假阳性特征，这导致后续生物学实验的失败。因此，特征选择逐渐成为生物信息学中的非主流工作。实际上，有三个关键弱点使得所选定的特征不可靠。首先，特征被错误地认为是一个基因集，其中每个组件在样本组之间或样本组之中都保持差异表达。其次，即使来自癌症组或正常组的样本可以在一维空间中被分离，也可能会发现许多差异表达的假阳性基因。最后，所发现特征的跨平台验证结果总是很差。

为了解决这些问题，本章提出了一个基于集成分类的新特征选择框架，以发现用于癌症诊断的特征。同时，还设计了一个在不同平台的不同表达谱之间进行数据转换的程序。在模拟数据和代表不同平台上不同癌症的真实数据上发现了特征，此外，假阳性得到了抑制。实验结果证明了所提方法的有效性。

5.1　异质集成分类方法的理论基础

在过去的 20 年里，已有许多用于癌症诊断的分子特征被报道，例如淋巴瘤、肝细胞癌、透明细胞肾细胞癌、肺癌，等等。由于当前临床诊断的有效性有限，统计方法或机器学习方法[30]常被用于识别那些最能体现癌症样本与邻近正常样本之间表达差异的特征。这些方法统称为差异表达分析（DEA），它可为进一步的研究（如癌症驱动因子的识别、差异网络分析以及加权基因共表达网络分析）提供特征。

就差异表达分析而言，存在三个关键弱点。

第一，需要确定一个特征是多重的还是多变量的。也就是说，必须探讨那些在样本组之间或样本组之中单独保持差异表达水平的显著基因能否构成一个显著特征。

实际上，差异表达分析在生物统计学或机器学习领域被称为特征选择，在该领域中多重假设检验起着重要作用[31]。在多重假设检验中，会同时对多个假设进行评估。也就是说，每个假设都涉及一个单基因，该基因在癌症样本与邻近正常样本之间的表达值并无显著差异。相应的工具如 SAM[11]，limma 分析[13]，差异表达分析（deseq）[32]，经验贝叶斯差异表达分析（edge）[33-34]以及 multtest[14]等已被开发出来，用于寻找差异表达基因。此外，为了提高统计功效，人们已经通过调整源自假设检验的 p 值，提出了 FWER[8]，FDR[9]，q 值[10]的方法以及相应工具[12]。除双样本 t 检验外，信噪比[35]、基于尾部的检验[36]以及其他线性模型[37]也都被用于多重假设检验。综合起来，这些单独具有显著意义的基因构成了一个可供进一步使用的分子特征。

事实上，通过多重假设检验筛选出的特征可能并非最优[38]，甚至可能是错误的。一种具有解释性的特征通常存在于一个多维特征子空间中，在该子空间里样本是可分离的，并且遵循特定的分布规律。然而，样本在各个维度上未必是可分离的。换句话说，一个特征可能并非由那些与样本组之间差异表达相关的显著基因所构成。相应的现象在我们之前的研究工作[1, 39]中已有报道。

此外，有研究考虑基因集而非单基因。诸如非负矩阵分解[40]和主成分分析[41]等特征提取方法被用于区分癌症样本和正常样本；然而，仍不清楚基因集中的哪一部分在起作用。此外，还会考虑多元假设检验，它用于表明在多维特征子空间中样本的两种分布是否可分离。

Hotelling t^2 检验[42]就是一个恰当的例子。另外，根据不同组样本中基因对相关事件发生的概率，网络化的基因对会被选作样本分类的特征[43]。

通过假设检验，由于假定了样本分布，因此所发现的分子特征具有解释性，但它是否具有预测性仍不确定。例如，当在某个特征的子空间内样本分布清晰，但分类边界模糊时，一个新样本可能会被错误分类。人们认为假设检验可用于发现具有解释性的特征，而分类方法有助于筛选出可用于预测新样本的基因[44-45]。考虑到模型的实用性，应当考虑具有预测性的特征。也就是说，基于分类的特征选择方法是有需求的。

因此，利用各种分类器已经发现了许多特征，比如卷积神经网络、多层感知器（MLP）、逻辑回归（LR）、朴素贝叶斯分类器（NB）、kNN、线性判别分析（LDA）、RF 以及 SVM。对于基于分类的特征选择方法而言，无论预测性特征是否对应多元分析，它总是有效的。

第二，我们必须面对发现许多差异表达的假阳性基因这一问题。为了解决该问题，对 p 值进行调整的多重假设检验[8-12]可能会起作用，尤其是在一维特征子空间中。至于多元假设检验，它同样有效，只是需要更多的计算量[46-47]。当涉及基于分类的特征选择方法时，重采样或许可以解决这一问题[48]。

第三，所发现特征用于验证的跨平台分类结果总是不理想。也就是说，来自一个数据集的特征在另一个数据集上可能会得到较差的分类结果，尤其是当这两个数据集来源于两个不同平台时。一种名为 DataRemix[49]的数据转换方法被提出，并声称此方法可应用于任何公开数据集。然而，诸如基因相关性网络评估和表达数量性状基因座（eQTL）关联图谱绘制等生物学有效性目标是必要的。此外，将基因表达强度转换为排序信息的做法也在考虑范围内[50]。

为解决上述问题，我们提出了一个基于分类的新型特征选择框架，用于发现与癌症诊断相关的特征，如图 5-1 所示。基于分类的特征选择被用于增强我们模型的预测能力。提出了一种集成策略，使其适用于各种样本分布情况。执行重采样、训练和投票这三个步骤，以抑制假阳性特征。此外，根据多轮投票后的累计得分自动获取基因候选对象。对训练集的分类结果进行曲线拟合，以便筛选出最终构成特征的基因。另外，还设计了一个程序，用于在不同平台的不同表达谱（即对应所发现特征的特征子空间中的数据）之间进行数据转换。在模拟数据和真实数据上的实验结果证明了我们方法的有效性。在下一节中，将对实验所用数据进行说明。此外，图 5-1 中展示的更多细节也将逐阶段予以阐述。

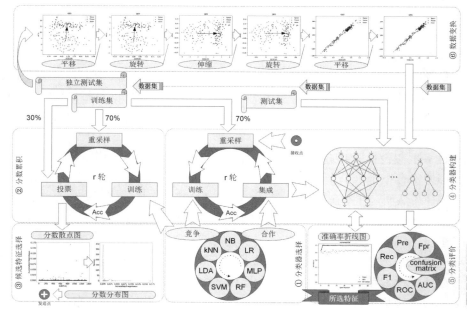

图 5-1　基于集成异质分类的特征选择方法以及跨不同平台的数据转换流程

5.2　异质集成分类的特征选择方法

5.2.1　分类器选择

如图 5-1 所示，设计了一个标记为①的分类器选择模块，它作为基于集成分类的特征选择框架的基础。该模块应用了包括 MLP，LR，NB，kNN，LDA，SVM 以及 RF 在内的多种分类器，这些分类器合起来适用于各种样本分布情况。每个基础分类器会根据其分类误差率被自动分配用于训练，该分类误差率表述如下：

$$\text{Err} = \frac{\dfrac{\text{FN}}{\text{TP} + \text{FN}} + \dfrac{\text{FP}}{\text{TN} + \text{FP}}}{2}。 \tag{5-1}$$

FN，TP，FP 和 TN 分别代表假阴性样本数量、真阳性样本数量、假阳性样本数量和真阴性样本数量。相反，分类准确率（Accuracy，Acc）按以下方式计算：

$$\text{Acc} = \frac{\dfrac{\text{TP}}{\text{TP} + \text{FN}} + \dfrac{\text{TN}}{\text{TN} + \text{FP}}}{2}。 \tag{5-2}$$

以竞争的方式，在袋外样本上准确率 Acc 最高（即误差率 Err 最低）的基分类器将被指定用于基因投票，或参与集成分类器构建的协作。在此，袋外样本指的是在选择用于训练分类器的样本并完成训练后，剩余下来用于测试的样本。更多细节在以下小节详述。

5.2.2　数累积

分数累积旨在记录并累加每个基因的分数，以表明其在样本分类结果中发挥作用的重要程度。通过重复重采样、训练和投票步骤可以实现其重要性。它被标记为②，从图 5-1 中可以看到，在每一轮中首先进行重采样。在基因表达谱的全维度（即考虑所有基因）中随机选取训练集中一定比例的样本（例如 70%）。如果轮次足够多，基因也可被随机选取。然后，根据利用公式（5-2）计算得出的最高准确率自动分配一个基分类器。同时，利用公式（5-1）在袋外样本上计算其分类误差率 Err_j。此外，对每个基因进行投票。对于基因 i，它与一同参与分类的其他基因共同继承分类误差率（即 Err_j）。为了表明它对分类结果的贡献，对其来自袋外样本的表达值进行一次重排序。利用已分配的基分类器，计算相应的分类误差率，并将其记为 $\text{Err}_j^0(i)$。相应地，对基因 i 进行投票，并计算出一个代表其对分类结果重要性的分数，其表达式为 $\text{score}_j(i) = \text{Err}_j^0(i) - \text{Err}_j$。经过轮重采样、训练和投票后，基因 i 的累计分数表示为 $\sum_{j=1}^{r} \text{score}_j(i) / r$。

5.2.3　候选基因选择

在分数累积之后，每个基因都会获得其累积分数，以此来评估它对分类结果的重要性。可以按照累积分数对基因进行降序排序，实际上，这意味着预测能力逐渐减弱。然而，如何选择一个用于筛选候选基因的阈值仍然有待确定。如图 5-1 中标记为③的矩形框所示，会生成一个分数散点图,用于对有助于分类结果的基因进行定性或交互式筛选。此外,我们还提出了一种定量且自动化的方法。也就是说,可以利用我们之前提出的聚类方法[51],根据基因的累积分数对它们进行分类。而且,还提供了一种直观的分数分布图。因此,可以从一个聚类中选择累积分数最高的基因,并将其视为候选基因。

5.2.4　分类器构建

一旦候选基因被选定,就需构建集成分类器用于样本分类及预测,这使得分类器构建步骤被标记为④。如图 5-1 所示,一个包含重采样、训练和组合这三个步骤的新循环得以建立。除了得分累积方面的循环之外,重采样和训练步骤是在由选定候选基因衍生出的低维度空间中进行的。如果所获得的候选基因数量很少且累积得分高得多,那么重采样和训练将仅在与这些候选基因相对应的维度上进行;否则,将按如下方式设计一种增量方法。对于一维特征空间,首先从候选基因组中选出累积得分最高的基因。在每一轮重采样中,所有的基分类器都会接受训练。然而,只有在袋外样本上准确率最高的基分类器才会被组合。总共经过 r 轮之后,r 个不同类型的基分类器有可能会在一维空间中被组合起来形成一个集成分类器。通过对样本类别进行协同投票,所选出的基分类器可用于对一维空间中的样本进行分类和预测。也就是说,获得投票数最多的类别会被视作某个样本的分类结果。这一过程会持续进行,每次加入一个累积得分更低的基因,直至遍历候选基因组的整个维度。

5.2.5　分类性能评估

通常情况下,训练集和测试集仅仅来自于一个平台上数据集的均衡样本划分。也就是说,癌症组或癌旁正常组内的样本会被随机划分为两个等量的部分。然后,来自癌症组和癌旁正常组的各一半样本构成训练集,而剩余的样本则组成测试集。在这种情况下,构建好的集成分类器可以立即应用于测试数据。

分类评估步骤被标记为⑤,如图 5-1 所示。假设对于最终的特征基因组合来说,候选基因组的规模仍然较大,我们会采用增量方式,利用在每个维度上已构建好的集成分类器对测试集进行分类。计算与不断增加的维度相关联的准确率,这些准确率会构成一个准确率曲线图。对这些准确率进行多项式拟合,其第一个最大值会被视作一个阈值,用于限定特征基因组合的维度。也就是说,排名在该阈值之前的候选基因会被视为一个特征基因组合。

除了准确率之外,混淆矩阵、假阳性率(Fpr)、精确率(Pre)、召回率(Rec)、F1值(F1)、受试者工作特征曲线及其曲线下面积(AUC)都是常用于评估分类结果的指标。混淆矩阵由真阳性、真阴性、假阳性和假阴性组成。此外,Fpr,Pre 和 Rec 按以下方式计算:

$$Fpr = \frac{FP}{FP + TN} , \qquad (5\text{-}3)$$

$$Pre = \frac{TP}{TP + FP} , \qquad (5\text{-}4)$$

$$Rec = \frac{TP}{TP + FN} 。 \qquad (5\text{-}5)$$

此外,F1 值是 Pre 和 Rec 的调和平均数,其表达式为

$$F1 = \frac{2 * Pre * Rec}{Pre + Rec} 。 \qquad (5\text{-}6)$$

5.2.6 数据变换

相反，独立测试数据集始终是源自不同平台的表达谱数据。基于不丢失任何信息的数据驱动思想，提出了一种针对独立测试集的数据转换流程，该流程被标记为⑥，并在图 5-1 中有所展示。在此，为简便起见，我们仅列举二维空间中的一个特殊处理过程。

在源数据中，癌症样本和癌旁正常样本的均值向量分别表示为 g_1 和 g_2。用于度量这两个均值点的向量表示为 g，其中 $g = g_1 - g_2$。此外，我们将 g_e 定义为 g 的单位向量。相应地，在目标数据中，这些向量分别标记为 t_1，t_2，t 和 t_e。数据变换的关键在于将 g 转换为 t。假设源数据中的一个样本表示为 x，首先进行平移操作，将 x 变为 $x - g_1$。然后，执行旋转操作，使得 g 遵循新的水平轴方向 x_e。这样，样本向量就变为 $R(x - g_1)$。R 可表示为

$$\begin{pmatrix} \cos\theta & -\sin\theta \\ \sin\theta & \cos\theta \end{pmatrix}, \tag{5-7}$$

其中，$\theta = \arccos\left(\dfrac{g_e x_e}{|g_e \| x_e|}\right)$。下一步是缩放操作，此时样本向量表示为 $SR(x - g_1)$。S 可表示为

$$\begin{pmatrix} \dfrac{|t|}{|g|} & 0 \\ 0 & 1 \end{pmatrix}. \tag{5-8}$$

缩放操作确保了变换后，源数据中的样本能够与目标数据中的样本具有相同的尺度。然后，进行一次旋转操作，将当前向量调整到 t 的方向。相应的旋转矩阵为 R'。再次使用公式(5-7)，只是将 θ 替换为 γ，其中 γ 表示为 $\gamma = \arccos\left(\dfrac{x_e t_e}{|x_e \| t_e|}\right)$。因此，样本向量变为 $R'SR(x - g_1)$。经过最后一步平移操作后，原本表示为 x 的样本向量就变为了 $R'SR(x - g_1) + t_1$。

5.3 异质集成分类的特征选择应用

5.3.1 仿真与真实数据

为验证所提方法的有效性，从 TCGA 下载了肾透明细胞癌（KIRC）的 RNA 测序（RNA-seq）表达数据，其工作流程类型为 HTSeq-FPKM。该数据包含 539 例肾透明细胞癌病例以及 72 个正常样本。在过滤掉 2250 个方差为零的基因后，每个样本含有 58233 个基因。此外，利用了对应人类基因组的注释文件，即 "Homo_sapiens.GRCh38.104.gtf"，由此获得了 25063 种人类 RNA，包括 lncRNAs，miRNAs 以及 mRNAs。还下载了基因表达综合数据库（GSE）中的 GSE53757 和 GSE40435 作为独立数据集。在 RNA-seq 表达数据 GSE53757 中，有 72 对肾透明细胞癌及其邻近正常组织的样本，其中每个样本包含 20161 个基因。至于 GSE40435，它包含 20902 种人类 RNA，由 101 对肾透明细胞癌及其邻近正常组织的样本组成。

此外，我们构建了一组模拟数据，它在 40 维空间中包含 200 个阳性样本和 200 个阴性样本。其中包含 37 个样本的标记服从 0 到 36 的正态分布，且每个正态分布都是独立同分布的。通常情况下，这 37 个变量中的每一个变量的均值都为 0，标准差都为 1。编号为 37 的第 38 个变量包含两个可分离的样本组，阳性样本组的均值和标准差分别为 0.97 和 0.4；至于阴性样本组，其均值为-1，标准差为 0.4。编号为 38 和 39 的最后一对样本遵循二维正态

分布，并且有着明显的类别区分。阳性样本和阴性样本的均值向量分别为 $(-0.04, 0.14)^{\mathrm{T}}$ 和 $(-0.04, 0.14)^{\mathrm{T}}$，其协方差矩阵为 $\begin{pmatrix} 1 & 0.997 \\ 0.997 & 1 \end{pmatrix}$。

KIRC 的 RNA 测序表达谱已从 TCGA 和基因表达综合数据库（GEO）下载，分别标记为 TCGA-KIRC、GSE53757 和 GSE40435。此外，还使用了模拟数据。真实数据和模拟数据列于表 5-1 中。

表 5-1　数据信息

数据	平台	基因数	正例样本量	反例样本量
TCGA-KIRC	HiSeq 2000	58233	539	72
GSE53757	Affymetrix Human Genome U133 Plus 2.0 Array	20161	72	72
GSE40435	Illumina HumanHT-12 V4.0 expression beadchip	20902	101	101
The simulated data	–	40	200	200

5.3.2　仿真数据的实验结果

为了证明我们的特征选择方法的有效性，模拟数据的所有 40 维 400 个样本都用于分数累积。从这些样本中随机选择 70%，即 140 个正样本和 140 个负样本，用于训练用于投票的最佳分类器。总共进行了 1000 轮重采样、训练和投票。实验结果如图 5-2 所示。

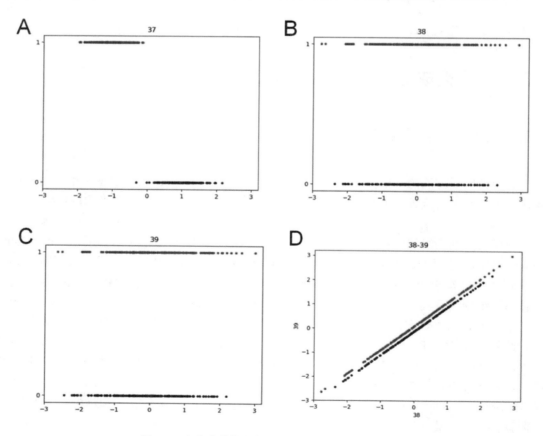

图 5-2　在仿真数据上的选中候选基因的结果比较

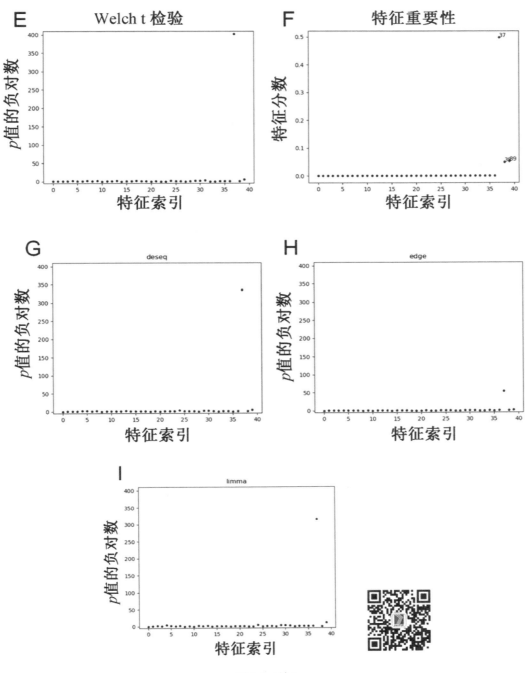

图 5-2（续）

　　获得的分数散点图如图 5-2（F）所示，其中第 37 号、第 39 号和第 38 号依次保持相对较高的累积分数。为了解释这种现象，列出了这些变量的表达谱散点图，如图 5-2（A）至图 5-2（D）所示。此外，使用双样本 t 检验计算 40 个变量的 p 值，并显示在图 5-2（E）中。从图 5-2（A）可以看出，第 37 号变量的表达量保持在两个可分离的样本组中。因此，它的 p 值最小，相应的 $-\log(p)$ 值最大（见图 5-2（E））。此外，它显然有助于使分类结果最佳。也就是说，无论何时重排序其表达值，分类错误率无疑会明显改变。相比之下，第 38 号和第 39 号由于样本分布不佳而具有相对较低的累积分数（图 5-2（B）和图 5-2（C））。然而，它们的联合分布显示出线性可分离的迹象，如图 5-2（D）所示。这就是为什么第 38 号和第 39 号比除第 37 号之外的其他变量保持更高的累积分数。

　　为了进行比较，包括 deseq[32]，edge[33]和 limma[13]在内的流行特征选择工具也在模拟数据上进行了测试。使用这三种方法，计算每个变量的相应–log（p），并分别显示在图 5-2（G）、图 5-2（H）和图 5-2（I）中。可以看出，这三种方法在第 38 号和第 39 号上都没有获得高值。模拟数据上的实验结果证明了所提方法的有效性，无论特征是否是单变量显著的，所提的方法都可以成功将其选出。

5.3.3　在 TCGA 上使用一次性样本划分的实验结果

TCGA-KIRC 有 539 个癌症样本和 72 个相邻的正常样本。按照典型的方式，我们进行了平衡的样本划分。阳性或阴性组内的样本被平均划分。一半的阳性和阴性样本构成训练集，而另一半被视为测试集。在这种一次性样本划分方法之后，执行了如图 5-1 所示的框架。

首先，进行了 80 万轮的分数累积。在每一轮中随机抽取 5 个基因。以平衡的方式随机选择 70% 的训练样本。当分数累积完成时，我们得到了一个分数散点图和一个分数分布图，分别如图 5-3（A）和图 5-3（B）所示。使用我们之前提出的聚类方法[51]，选择了累积分数最高的 62 个基因作为候选基因。然后，进行分类器构建。构建了总共 10000 个不同类型的基分类器。考虑到 62 个候选基因中的许多基因都获得了高累积分数（图 5-3（A）），我们选择了增量方式。因此，从一维到 62 维分别构建了每个包含 10000 个基分类器的集成分类器。相应地，得到了一个增量化的分类准确率图，如图 5-3（C）所示。计算了与来自一次性样本划分的测试集和一个独立集（即 GSE53757）相对应的 62 个基因的准确率。此外，对测试集的准确率进行了多项式拟合，并且将前三个基因（即 ATP6V0A4，AQP2 和 FOXI1）视为被选择的基因。测试集上的定量结果列在表 5-2 中。

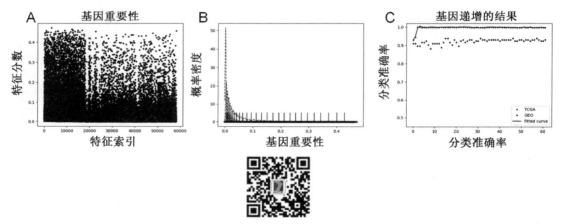

图 5-3　在 TCGA-KIRC 上使用一次性样本划分的定性结果

表 5-2　TCGA-KIRC 测试集上的定量结果

Genes	Confusion matrix			Class	Fpr	Pre	Rec	F1
62 genes	classified as ->	a	b	a: positive	0	1	0.993	0.996
	a	268	2	b: negative	0.07	0.943	1	0.973
	b	0	36	weighted average	0.008	0.993	0.994	0.993
ATP6V0A4	classified as ->	a	b	a: positive	0	1	1	1
AQP2	a	270	0	b: negative	0	1	1	1
FOXI1	b	0	36	weighted average	0	1	1	1

从表 5-2 可以看出，所选的 3 个基因比 62 个候选基因能保持更好的分类结果。然而，由于这 62 个候选基因的累积得分较高（图 5-3（A）），假阳性基因仍然存在，因此无法确

定所选的 3 个基因是否为假阳性。这种现象可能源于 TCGA-KIRC 数据维度过高。为了解决这个问题，我们利用了人类基因组对应的注释文件，即"Homo_spiens.GRCh38.104.gtf"，这使得表达谱的维度降至 25063 个人类 RNAs。

5.3.4　在 TCGA 上使用 5 折样本划分的实验结果

除了上述基于知识驱动的筛选方法外，我们还进行了 5 折样本划分。在这 5 折样本中，来自癌症组或邻近正常组的样本数量基本相同，其中 4 折被视作训练集，剩下的 1 折则被当作测试集。因此，图 5-1 所示的框架被执行了 5 次。每次进行 200 万轮得分累积。每一轮随机抽取 20 个基因。得分累积完成后，我们得到了 5 组得分散点图和得分分布图，如图 5-4 所示。从每一个得分散点图中可以看出，累积得分已经下降了。

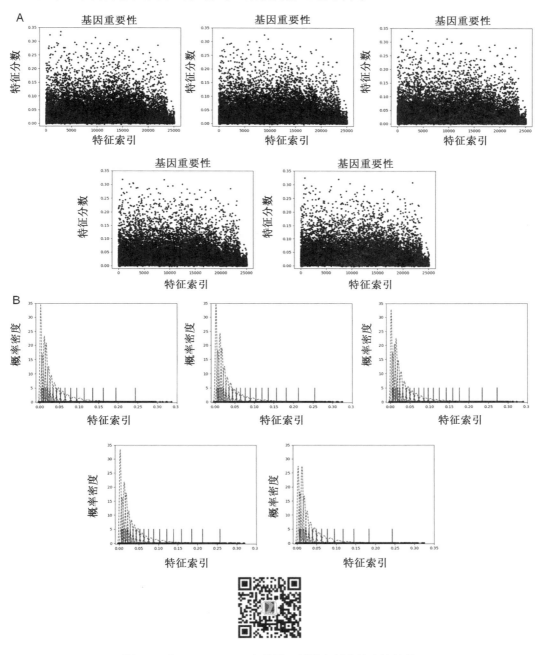

图 5-4　在 TCGA-KIRC 上使用 5 折样本划分的定性结果

除了这种用于特征选择的增量方法外，我们还比较了源自 5 折样本划分的候选基因的排名情况。图 5-5 绘制了一个箱线图来展示 74 个基因的 5 次排名情况，这 74 个基因对应所得到的 5 个候选基因簇的并集。经过仔细观察，我们选择了 CCDC181 和 AIF1L 作为候选特征，因为它们的排名较为显著。有研究报道利用数据集 GSE53757 推知 NPTX2 与 KIRC 的诊断有关[52]。然而，无论是在 TCGA-KIRC 数据集上，还是在 GSE53757 数据集上，NPTX2 都没有明显可区分癌症样本与邻近正常样本的界限（图 5-6）。此外，先前发现的三个基因中只有 AQP2 出现在这 74 个基因当中（图 5-5），这表明 ATP6V0A4，AQP2 和 FOXI1 构成了一个假阳性特征。尽管已经基于候选特征构建了 10000 个基分类器，但在 GSE53757 和 GSE40435 数据集上的定量分类结果仍然较差。因此，我们考虑了数据转换。

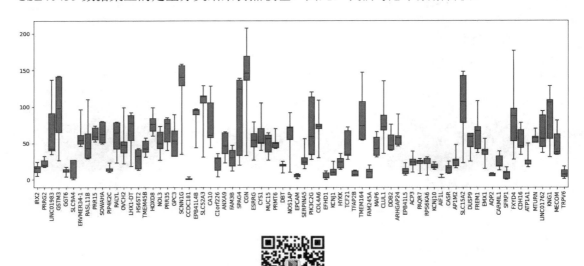

图 5-5   用于特征选择的箱线图

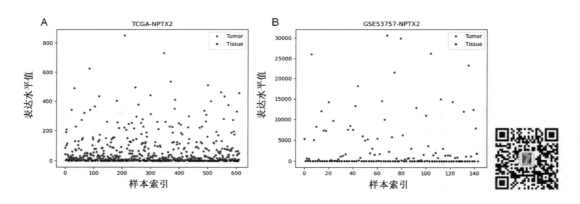

图 5-6   TCGA-KIRC 和 GSE53757 中 NPTX2 表达水平的散点图

图 5-7 展示了针对来自独立测试集 GSE40435 中 CCDC181 和 AIF1L 表达水平的数据转换过程。从图 5-7（A）到图 5-7（F）可以观察到，代表 GSE40435 上两个均值向量差异的方向向量逐渐被调整为与来自 TCGA-KIRC 的相应方向向量一致。此外，图 5-7（G）和图 5-7（H）分别展示了 CCDC181 和 AIF1L 经过转换后的散点图以及在 TCGA 上的散点图，分类结果分别用红色和蓝色标记。GSE53757 和 GSE40435 数据集上的定量结果分别列于表 5-3 和表 5-4 中。此外，CCDC181 和 AIF1L 在 GSE53757 和 GSE40435 数据集上的 ROC 和 AUC 分别如图 5-8（A）和图 5-8（B）所示。

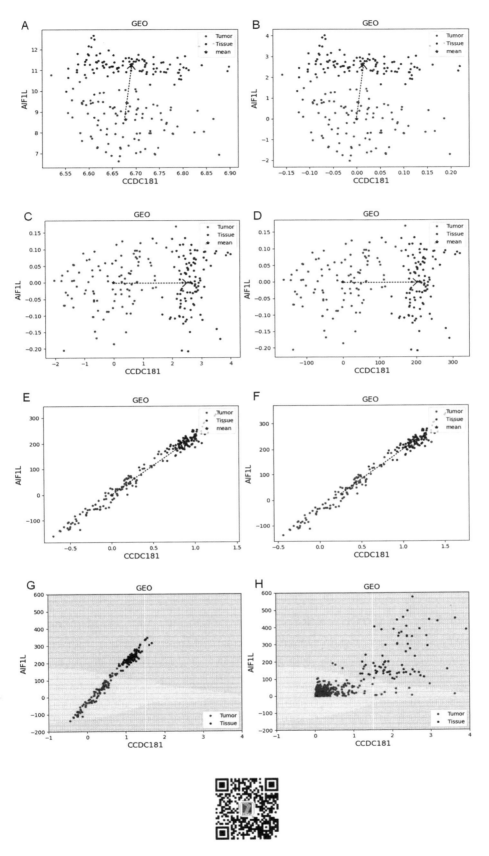

图 5-7　针对独立测试集 GSE40435 中 CCDC181 和 AIF1L 表达水平的数据转换

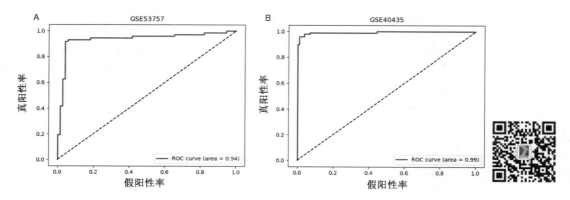

图 5-8   CCDC181 和 AIF1L 在 GSE53757 及 GSE40435 数据集上的 ROCs 和 AUCs

表 5-3   GSE53757 测试集上的定量结果

Genes	Confusion matrix			Class	Fpr	Pre	Rec	F1
CCDC181, AIF1L	classified as ->	a	b	a: positive	0.042	0.956	0.903	0.929
	a	65	7	b: negative	0.097	0.908	0.958	0.932
	b	3	69	weighted average	0.070	0.932	0.930	0.931
NPTX2[52]	classified as ->	a	b	a: positive	0.069	0.932	0.944	0.938
	a	68	4	b: negative	0.056	0.944	0.931	0.937
	b	5	67	weighted average	0.062	0.938	0.938	0.938

表 5-4   GSE40435 测试集上的定量结果

Genes	Confusion matrix			Class	Fpr	Pre	Rec	F1
CCDC181, AIF1L	classified as ->	a	b	a: positive	0.01	0.989	0.901	0.943
	a	91	10	b: negative	0.099	0.909	0.99	0.948
	b	1	100	weighted average	0.054	0.949	0.946	0.948
NPTX2[52]	classified as ->	a	B	a: positive	0.426	0.701	1	0.824
	a	101	0	b: negative	0	1	0.574	0.73
	b	43	58	weighted average	0.213	0.85	0.787	0.777

　　为进行比较，首先在 TCGA-KIRC 上使用了主流的特征选择工具，包括 limma[13]，deseq[32] 以及 edge[33]。选择 p 值小于 0.05 且倍数变化大于 2 的基因，共选出了 1202 个共同的基因，如图 5-9（A）所示。此外，对这 1202 个所选基因、GSE40435 中的基因以及 GSE53757 中的基因取交集。结果剩下了 630 个被认为对区分癌症样本和正常样本具有显著意义的基因（图 5-9（B））。

　　为了探究通过主流方法选出的 630 个基因是否具有预测性，我们使用这 630 个基因中的每一个基因来训练一个简单的决策树分类器（DTC），并将 TCGA-KIRC 作为训练集。相应地，将 GSE53757 和 GSE40435 用作测试集。实验结果如图 5-10 所示。图 5-10（A）、图 5-10（B）和图 5-10（C）分别展示了数据转换前所选的 630 个基因在 TCGA-KIRC，GSE53757 和 GSE40435 上的分类准确率（Accs）。在进行数据转换后，GSE53757 和 GSE40435 上的分类结果分别如图 5-10（D）和图 5-10（E）所示。由于在图 5-10（A）中甚至能发现存在准确率较低的基因，这表明那些被认为具有显著性的基因很可能分类结果较差。也就是说，使用主流方法不可避免地会出现假阳性基因。不管怎样，可以看出在进行数据转换后能获得更高的准确率。这显然表明了数据转换过程的有效性。

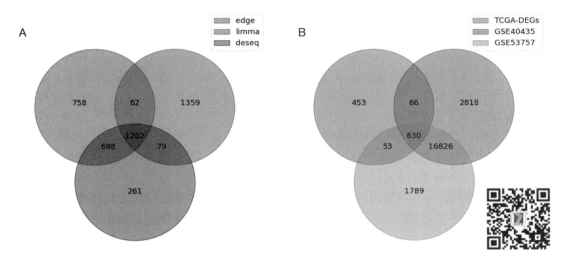

图 5-9　在真实数据上使用 limma[13]，deseq[32]和 edge[33]进行的基因选择结果

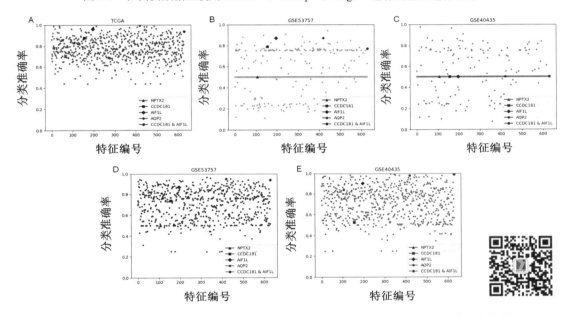

图 5-10　在真实数据上主流方法所选候选基因与所提方法所选候选基因之间的对比结果

　　相反，要给出在 TCGA 上使用一次性样本划分所选出的基因（即 ATP6V0A4，AQP2 和 FOXI1）、在 TCGA 上使用 5 折样本划分所选出的基因（即 CCDC181 和 AIF1L）以及 NPTX2[52]的分类结果。由于使用 deseq[32]和 edge[33]并未发现 ATP6V0A4 和 FOXI1 具有显著性，我们使用了不同的图例，并且在图 5-10 中仅列出了 NPTX2，CCDC181，AIF1L，AQP2 的分类结果以及同时使用 CCDC181 和 AIF1L 的二维分类结果。可以看出，在 TCGA-KIRC 上进行训练以及数据转换后，同时使用 CCDC181 和 AIF1L 的 DTC 在 GSE53757 和 GSE40435 上取得了更好的分类结果（见图 5-10（D）和图 5-10（E）），这证明了所发现的特征（即 CCDC181 和 AIF1L）在 KIRC 诊断方面的有效性。

5.4　小结

　　作为本章的结束，仍需讨论如下内容。实际上，特征选择方法可能涉及诸多应用领域，比如手写识别、目标检测、人脸识别、时间序列分析以及生物信息学。因此，计划将基于集成分类的特征选择框架应用于除生物信息学之外的其他研究领域。

尽管耗时，但由于具有最高复杂度的 MLP 这一基分类器的存在，所提出的框架时间复杂度为 $O(r \times n \times m \times h^k \times o \times i)$，其中 r 指重采样的轮数，n 和 m 分别代表样本数量和基因数量，h，k，o 和 i 则分别对应神经网络中每层神经元的数量、隐藏层的数量、输出的数量以及迭代的次数。不过，这仅涉及训练过程。至于测试步骤，其时间复杂度仅为 $O(1)$。

不管怎样，我们的方法唯一不足之处在于，必须要在以下几种方式中做出选择：基于基因累积得分的自动聚类、根据基因累积得分降序逐个添加基因时对准确率进行多项式拟合，甚至是针对源自 n 折样本划分的基因进行人工选择的箱线图法。实际上，这种选择与基因累积得分的分布情况相关，我们会在今后的工作中对此加以考虑。

总之，本章提出了一个用于跨平台 RNA 表达谱中癌症诊断的特征选择框架。着眼于预测能力和各种样本分布情况，采用了异质集成分类法，而非统计假设检验法。此外，还介绍了一种用于不同平台的不同表达谱之间的数据转换流程。运用所提方法，不仅能找到单个的显著基因，还能发现遵循联合分布的一组基因。假阳性情况得到了抑制。所选基因能够在不同平台间被验证具有统计学意义，这证明了该方法的有效性。此外，CCDC181 和 AIF1L 被认为是诊断肾透明细胞癌的特征标志物。

第 6 章　异质集成分类差异表达分析工具

多种差异表达分析方法已被广泛用于识别那些能最佳区分不同类别样本的特征。多重假设检验可能会遗漏一些解释性特征，而这些特征中的每一个可能是由单独来看并不显著的变量组成的。多元假设检验由于大规模矩阵运算的巨大计算开销而处于非主流地位。RF 为变量重要性的计算提供了一种分类策略，然而，它可能并不适用于不同的样本分布情况。

基于使用集成分类器的思路，我们开发了一种用于表达谱差异表达分析的特征选择工具（ECFS-DEA）。考虑到样本分布的差异，我们设计了一个图形用户界面，以便能够选择不同的基础分类器。受 RF 的启发，我们提出了一种适用于任何基分类器的通用度量方法来计算变量重要性。在对经过排序的单个变量进行交互式特征选择之后，利用 K 均值聚类展示了一幅投影热图。还提供了 ROC 特征曲线，这两者都能够直观地展示所选特征的有效性。

通过集成分类器进行特征选择有助于选出重要变量，因而适用于不同的样本分布情况。在模拟数据和真实数据上进行的实验证明了 ECFS-DEA 用于表达谱差异表达分析的有效性。

6.1　异质集成分类方法的技术背景

DEA 被广泛应用于识别能够最佳表征不同个体群组（例如：健康个体和患病个体）之间表达差异的特征[53]。多重假设检验可同时评估多个假设，它在差异表达分析中起着重要作用。诸如 SAM[11]，limma[13]，multtest[14]等相应工具已被开发出来，用于检测差异表达变量。事实上，多重假设检验可能会遗漏具有解释性的特征标识。一个有差异表达的所选特征可能并非由单个显著的变量组成[1]。尽管多元假设检验或许能够选出合适的特征，但考虑到其需要大规模矩阵运算且计算开销较大，它仍处于非主流地位[42]。

与统计假设检验不同，基于分类的特征选择侧重于在诸多方面（如序列分析、位点识别、蛋白质分类、蛋白质鉴定、蛋白质折叠识别、蛋白酶底物预测以及蛋白质主链扭转角预测）实现某一子空间更好的分类结果。因此，预测变量[54-56]是依据某个分类器的分类结果来进行选择的。RF[57]就是一个恰当的例子。它利用决策树作为基分类器，而这可能并不适用于不同的样本分布情况。我们已经开发出了 JCD-DEA[44]，它是一种将假设检验与分类策略相结合的特征选择工具。不过，JCD-DEA 采用的是自底向上的特征枚举策略，这种策略比较耗时。

本章我们开发了一种自顶向下的基于分类的特征选择工具，即用于差异表达分析的ECFS-DEA。除了 RF 外，另外三种分类器——LDA，kNN 和 SVM 中的任意一种——都可以根据不同的样本分布情况，通过交互方式被选作基分类器。在 Python 3.5 的开发环境下，适用于多种执行环境（如个人计算机、工作站或 Windows，Linux 及 Mac 系统下的大规模集群）的 ECFS-DEA，可用于在诸如 RNA 测序数据、微阵列等表达谱上识别出最能区分不同类别样本的特征。

6.2　异质集成分类方法的技术实现

6.2.1　方案设计

ECFS-DEA 提供两项主要功能，即特征选择和特征验证。特征选择部分包含五个步骤，如图 6-1 所示。

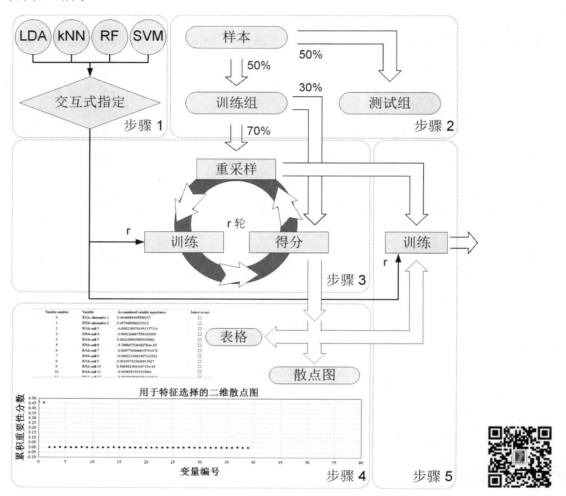

图 6-1　ECFS-DEA 中特征选择部分的示意图

第一，需通过交互方式指定基础分类器的类别。RF，LDA，kNN 和 SVM 是可供选用的基础分类器。同时，还要设定基础分类器的数量 r。与此同时，要选择输入文件的路径、数据格式以及执行环境。

第二，将样本均衡地随机划分为训练组和测试组。

第三，构建一个重采样程序，用于累积变量重要性。重采样的轮次与基础分类器的数量相当。在每一轮 j 中，在整个特征空间内随机选取 70% 的训练样本用于训练各个分类器；而剩余 30% 的训练样本则作为袋外数据（out-of-bag data），用于计算分类错误率 Err_j。对于每个变量 i，仅对其在袋外数据上的表达水平进行一次置换，相应的分类错误率记为 $\text{Err}_j^0(i)$。

经过 r 轮重采样后，变量 i 的重要性通过公式 $\sum_{j=1}^{r}\left(\mathrm{Err}_j^0(i)-\mathrm{Err}_j\right)/r$ 计算得出。

第四，可以在一个按照已得出的变量重要性降序排列单个变量的表格中手动选择特征，也可以在一个二维散点图中进行选择，该散点图的横坐标和纵坐标分别对应变量索引以及累积重要性。

第五，要使用所选特征上训练样本的表达水平来训练一个由 r 个相同基础分类器组成的集成分类器。

至于特征验证部分，则需要测试样本。针对所选特征上测试集的表达水平，可以展示一维、二维或三维子空间的散点图。同时也会提供相应的 ROC 特征曲线。此外，还会呈现一幅投影热图，该图展示了源自所选特征表达水平的离散投影值（即分类结果）。利用经过训练的分类器，基于 K 均值聚类对所选特征上测试集的分类结果进行重新排序，将重新排序后的分类结果与表达水平及标签一同展示在投影热图中。

6.2.2　技术实现

ECFS-DEA 主要是用 Python 3.5 编写的，遵循 GNU 通用公共许可证第三版（GNU GPLv3）进行分发。考虑到 ECFS-DEA 中存在重复步骤，我们采用了两步式的实现方式："Client.zip"中的客户端部分用于执行图形用户界面（GUI），而"Server.zip"中的服务器部分则被设计为在以可移植批处理系统（PBS）作为调度程序的集群服务器上运行。如果 ECFS-DEA 只能在个人计算机或工作站上运行，那么客户端部分还包含用于分析表达谱的代码。

特征选择部分的参数设置步骤如图 6-2 所示。需设置文件路径、数据格式、执行环境等内容。此外，要通过交互方式指定基础分类器的类别。作为重采样轮次的基分类器的数量也需要进行设定。在完成参数设置后便会进行样本拆分。一旦完成变量重要性的累积，所获得的分值就可以分别以表格或散点图的形式列出，以供手动选择，如图 6-3 和图 6-4 所示。

如图 6-3 所示的表格形式中，可以点击名为"cluster or not"的第四列中的复选框来完成特征选择，点击第三列标题进行排序。如图 6-4 所示的散点图形式中，可以双击散点来选择要作为特征一部分的变量，被选中变量的颜色会变为红色，反之亦然。当用户将鼠标在散点周围移动时，变量信息就会显示出来。

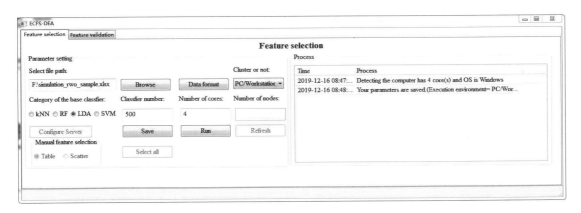

图 6-2　ECFS-DEA 中特征选择部分的参数设置步骤

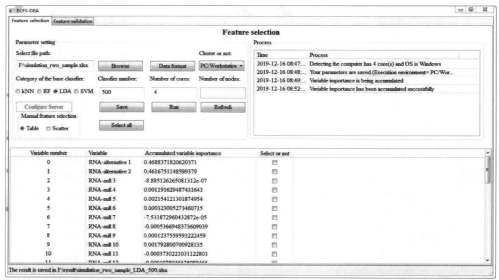

图 6-3　ECFS-DEA 中以表格形式进行的特征选择步骤

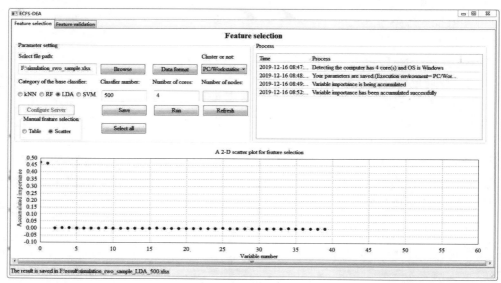

图 6-4　ECFS-DEA 中以散点图形式进行的特征选择步骤

　　图 6-5、图 6-6 和图 6-7 共同展示了 ECFS-DEA 在 Windows 系统下特征验证部分的操作面板。Linux 或 Mac 系统下相应的操作面板几乎是一样的。按下"Scatter plot"按钮后，所选特征的一维、二维或三维散点图会呈现出来（图 6-5）。不同颜色的散点表示来自不同组别的样本。按下"ROC curve"按钮后，会提供所选特征的 ROC 曲线，如图 6-6 所示。按下"Projection heatmap"按钮后，所选特征的投影热图就会呈现出来，如图 6-7 所示。ECFS-DEA会根据所选特征的表达水平生成一个离散投影（即分类结果）。样本会依据投影值的 K 均值聚类结果进行重新排序。

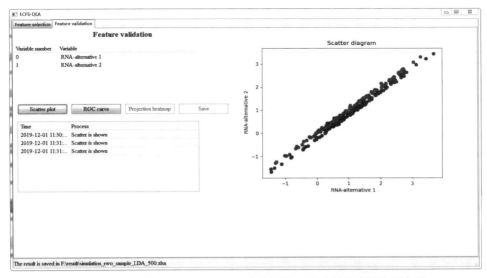

图 6-5　ECFS-DEA 中使用散点图进行的特征验证步骤

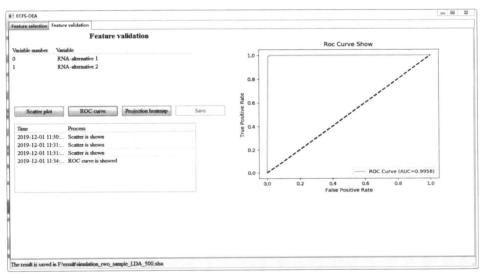

图 6-6　ECFS-DEA 中使用 ROC 曲线进行的特征验证步骤

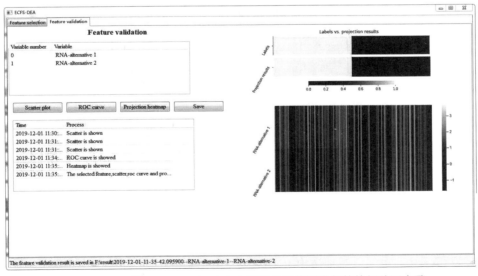

图 6-7　ECFS-DEA 中使用投影热图进行的特征验证步骤

6.3　异质集成分类方法的技术应用

6.3.1　在仿真数据上的特征选择结果

为了证明我们开发的 ECFS-DEA 的有效性，我们构建了一组模拟数据，该数据在 40 维空间中包含 250 个阳性样本和 250 个阴性样本。其中 38 个变量遵循 38 个正态分布，每个变量都独立同分布，且均值在 10 到 30 的范围内随机取值，共同的标准差为 0.01。另外一对变量，即 RNA-alternative 1 和 RNA-alternative 2，遵循二元正态分布，并且有着明显的类别区分。对应阳性样本和阴性样本的均值向量分别为 $(1, 1)^T$ 和 $(1.11, 0.89)^T$。相应地，保持一个相同的协方差矩阵，其表示为 $\begin{pmatrix} 1 & 0.999 \\ 0.999 & 1 \end{pmatrix}$。

我们构建这个模拟数据是为了展示与 RF 相比，使用 LDA 的有效性。考虑到与真实数据的可比性，我们将样本量设定为 500。

将 LDA 指定为基分类器来使用 ECFS-DEA 时，经过 500 轮重采样后，根据变量重要性的累积情况，在训练集上能正确选出重要的变量对，如图 6-8（A）所示。同时，依次展示了测试组对应的二维散点图、ROC 曲线以及投影热图，如图 6-8（B）、图 6-8（C）和图 6-8（D）所示。从图 6-8（B）中可以看出，测试集在二维情况下是线性可分的，但在一维情况下并非线性可分。相应的 ROC 曲线如图 6-8（C）所示。至于图 6-8（D），根据所选变量对的表达水平（即分类结果）生成了一个离散投影。样本依据投影值的 K 均值聚类结果进行了重新排序。从图 6-8（D）中可以看出，有一个标记为 0 的样本被误分类了，这与图 6-8（B）中标记为红色的点当中的那个蓝色点相对应。

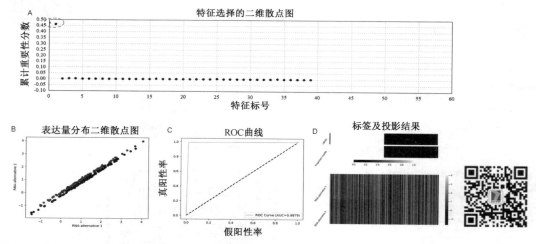

图 6-8　使用 LDA 对模拟数据进行特征选择与验证。A：以散点图形式进行的特征选择。B：二维散点图。C：ROC 曲线。D：投影热图

图 6-9 展示了在经过 500 轮重采样后，使用 kNN（$k = 5$）算法对模拟数据进行变量选择的结果。在图 6-9（A）中，也能直观地选出 RNA-alternative 1 和 RNA-alternative 2。相应地，散点图、ROC 曲线以及投影热图分别列于图 6-9（B）、图 6-9（C）和图 6-9（D）中，这

些图展示了在模拟数据上选择 kNN 算法作为基础分类器的有效性。

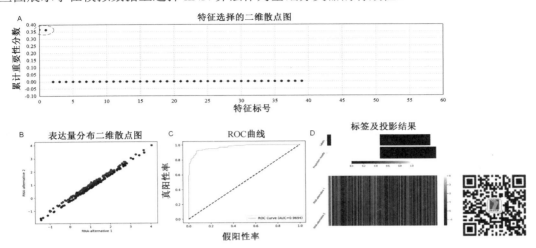

图 6-9　使用 kNN（$k = 5$）对模拟数据进行特征选择与验证。A：以散点图形式进行的特征选择。B：二维散点图。C：ROC 曲线。D：投影热图

图 6-10 展示了经过 500 轮重采样后，使用 RF 算法对模拟数据进行变量选择的结果。如图 6-10（A）所示，被选中的变量是 RNA-null 35，而非 RNA-alternative 1 和 RNA-alternative 2，这被视作一种错误的选择。这直接表明了 RF 并不适用于任何具有不同样本分布的数据。相应地，变量 RNA-null 35 的散点图、ROC 曲线以及投影热图分别列于图 6-10（B）、图 6-10（C）和图 6-10（D）中。所有这些结果进一步印证了上述现象。

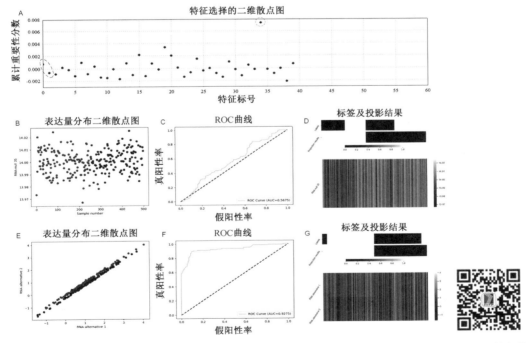

图 6-10　使用 RF 对模拟数据进行特征选择与验证。A：以散点图形式进行的特征选择。B：所选特征的一维散点图，其中横坐标和纵坐标分别为样本索引和表达值。C：所选变量的 ROC 曲线。D：所选变量的投影热图。E：所选变量对的二维散点图。F：所选变量对的 ROC 曲线。G：所选变量对的投影热图

图 6-10（B）展示了使用 RF 选出的变量 RNA-null 35 的一维散点图。其横坐标和纵坐标分别对应样本索引和表达水平。可以看出，依据纵坐标值，测试数据中两类样本是无法区

分开的。图 6-10（C）展示了一条效果不佳的 ROC 曲线。至于图 6-10（D），可以看到由投影结果得出的两个聚类中包含了许多错误的标签。

相应地，我们也使用 RF 对 RNA-alternative 1 和 RNA-alternative 2 绘制了散点图、ROC 曲线以及投影热图，它们分别列于图 6-10（E）、图 6-10（F）和图 6-10（G）中。RF 的实验结果有所改善，然而，其 ROC 曲线和投影热图要逊色于 kNN 和 LDA 的相应结果。

对于将 SVM 指定为基分类器的情况，如图 6-11（A）所示，被选中的只有 RNA-alternative 1，而非重要的变量对，这表明 SVM 不适用于该模拟数据的特征选择。相应地，RNA-alternative 1 的散点图、ROC 曲线以及投影热图分别列于图 6-11（B）、图 6-11（C）和图 6-11（D）中。相反，我们也使用 SVM 对 RNA-alternative 1 和 RNA-alternative 2 绘制了散点图、ROC 曲线以及投影热图，如图 6-11（E）、图 6-11（F）和图 6-11（G）所示。

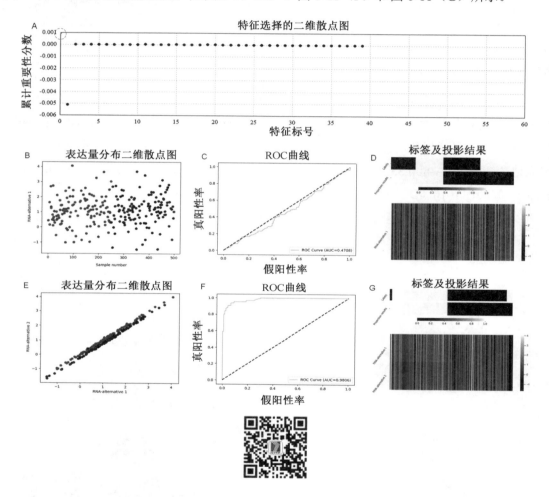

图 6-11　使用 SVM 对模拟数据进行特征选择与验证。A：以散点图形式进行的特征选择。B：所选特征的一维散点图，其中横坐标和纵坐标分别为样本索引和表达值。C：所选变量的 ROC 曲线。D：所选变量的投影热图。E：所选变量对的二维散点图。F：所选变量对的 ROC 曲线。G：所选变量对的投影热图

针对模拟数据，采用混淆矩阵、Pre、Rec 以及 F1 值等指标得出的量化结果列于表 6-1 中。实际上，从图 6-8（A）、图 6-9（A）、图 6-10（A）和图 6-11（A）中可以看出，RF 和 SVM 的结果较差，因为与 LDA 和 kNN 相比，它们对应的累积重要性得分更低。所有的实验结果都表明，LDA 是针对该模拟数据进行特征选择更为合适的分类器。

表 6-1　仿真数据集上的定量结果

Base classifier	Variable number	Confusion matrix			Class	Pre	Rec	F1
LDA	$(0, 1)^T$	classified as	a	b	a: positive	0.992	0.984	0.988
		label a	123	2	b: negative	0.984	0.992	0.988
		label b	1	124	weighted average	0.988	0.988	0.988
kNN	$(0, 1)^T$	classified as	a	b	a: positive	0.906	0.928	0.917
		label a	116	9	b: negative	0.926	0.904	0.915
		label b	12	113	weighted average	0.916	0.916	0.916
RF	34	classified as	a	b	a: positive	0.528	0.448	0.485
		label a	56	69	b: negative	0.521	0.600	0.558
		label b	50	75	weighted average	0.524	0.524	0.522
	$(0, 1)^T$	classified as	a	b	a: positive	0.897	0.904	0.900
		label a	113	12	b: negative	0.903	0.896	0.899
		label b	13	112	weighted average	0.900	0.900	0.899
SVM	0	classified as	a	B	a: positive	0.467	0.400	0.431
		label a	50	75	b: negative	0.476	0.544	0.508
		label b	57	68	weighted average	0.472	0.472	0.470
	$(0, 1)^T$	classified as	a	B	a: positive	0.909	0.960	0.934
		label a	120	5	b: negative	0.958	0.904	0.930
		label b	12	113	weighted average	0.933	0.932	0.932

6.3.2　在 GSE22058 上的特征选择结果

我们还在 GSE22058 数据集上进行了实验，这是一个公开数据集，包含 96 个与肝脏肿瘤相关的样本以及 96 个对应的相邻肝脏非肿瘤组织的样本。为了从 220 个 miRNAs 中找出具有预测性的特征，我们将 LDA，kNN，RF 和 SVM 作为基分类器，在 GSE22058 数据集上使用了 ECFS-DEA 方法。

图 6-12、图 6-13、图 6-14 和图 6-15 分别展示了在经过 500 轮重采样后，使用 LDA，kNN（$k = 5$），RF 和 SVM 对 GSE22058 数据集进行特征选择的定性结果。为了展示特征验证步骤中的散点图，我们将特征维度限制在小于 4 的范围内。此外，采用混淆矩阵、Pre、Rec 以及 F1 值等指标得出的 GSE22058 数据集上的量化结果列于表 6-2 中，表中列出了所有直观上可选的变量。所有的实验结果都表明，RF 是针对 GSE22058 数据集进行特征选择更为合适的分类器。

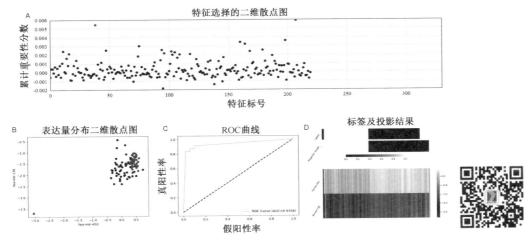

图 6-12　使用 LDA 对 GSE22058 数据集进行特征选择与验证。A：以散点图形式进行的特征选择。B：二维散点图。C：ROC 曲线。D：投影热图

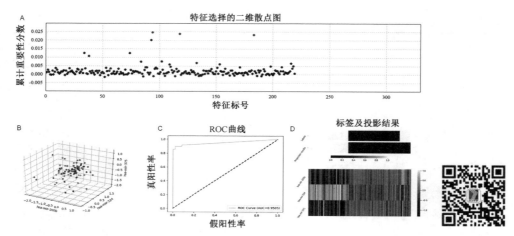

图 6-13　使用 kNN（$k=5$）对 GSE22058 数据集进行特征选择与验证。A：以散点图形式进行的特征选择。B：三维散点图。C：ROC 曲线。D：投影热图

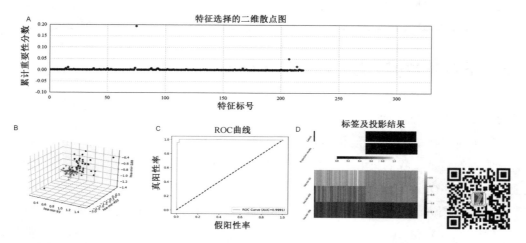

图 6-14　使用 RF 对 GSE22058 数据集进行特征选择与验证。A：以散点图形式进行的特征选择。B：三维散点图。C：ROC 曲线。D：投影热图

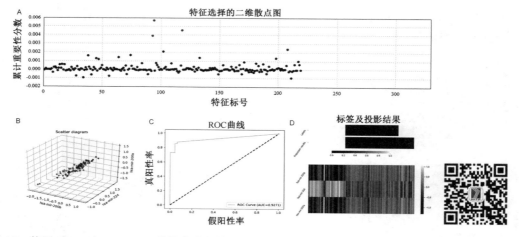

图 6-15　使用 SVM 对 GSE22058 数据集进行特征选择与验证。A：以散点图形式进行的特征选择。B：三维散点图。C：ROC 曲线。D：投影热图

此外，我们以 RF 作为分类器，利用 ECFS-DEA 选出的 miRNAs，即 miR-188，miR-450 和 miR-93，在 Web of Science 上以诸如"liver tumor""hepatocellular carcinoma"以及"HCC"

等为关键词进行检索。据报道，miR-188 和 miR-93 都与肝脏肿瘤相关。实际上，如图 6-14
（A）所示，miR-188 获得的分数比其他 miRNA 更高。miR-188 的检索结果间接证明了
ECFS-DEA 的有效性。

表 6-2　数据集 GSE22058 上的定量结果

Base classifier	Variable number	Confusion matrix			Class	Pre	Rec	F1
LDA	207	classified as	a	b	a: positive	0.885	0.958	0.920
		label a	46	2	b: negative	0.955	0.875	0.913
		label b	6	42	weighted average	0.920	0.916	0.917
	$(207，38)^T$	classified as	a	b	a: positive	0.852	0.958	0.902
		label a	46	2	b: negative	0.952	0.833	0.889
		label b	8	40	weighted average	0.902	0.895	0.895
	$(207，38，198)^T$	classified as	a	b	a: positive	0.887	0.979	0.931
		label a	47	1	b: negative	0.977	0.875	0.923
		label b	6	42	weighted average	0.932	0.927	0.927
	$(207，38，198，160)^T$	classified as	a	b	a: positive	0.922	0.979	0.950
		label a	47	1	b: negative	0.978	0.917	0.947
		label b	4	44	weighted average	0.950	0.948	0.948
	$(207，38，198，160，164)^T$	classified as	a	b	a: positive	0.922	0.979	0.950
		label a	47	1	b: negative	0.978	0.917	0.947
		label b	4	44	weighted average	0.950	0.948	0.948
	$(207，38，198，160，164，175)^T$	classified as	a	b	a: positive	0.904	0.979	0.940
		label a	47	1	b: negative	0.977	0.896	0.935
		label b	5	43	weighted average	0.941	0.938	0.938
kNN	94	classified as	a	b	a: positive	0.730	0.958	0.829
		label a	46	2	b: negative	0.939	0.646	0.765
		label b	17	31	weighted average	0.835	0.802	0.797
	$(94，118)^T$	classified as	a	b	a: positive	0.800	1.000	0.889
		label a	48	0	b: negative	1.000	0.750	0.857
		label b	12	36	weighted average	0.900	0.875	0.873
	$(94，118，183)^T$	classified as	a	b	a: positive	0.828	1.000	0.906
		label a	48	0	b: negative	1.000	0.792	0.884
		label b	10	38	weighted average	0.914	0.896	0.895
	$(94，118，183，93)^T$	classified as	a	b	a: positive	0.787	1.000	0.881
		label a	48	0	b: negative	1.000	0.729	0.843
		label b	13	35	weighted average	0.893	0.865	0.862
RF	75	classified as	a	b	a: positive	0.904	0.979	0.940
		label a	47	1	b: negative	0.977	0.896	0.935
		label b	5	43	weighted average	0.941	0.938	0.938
	$(75，207)^T$	classified as	a	b	a: positive	0.979	0.979	0.979
		label a	47	1	b: negative	0.979	0.979	0.979
		label b	1	47	weighted average	0.979	0.979	0.979
	$(75，207，214)^T$	classified as	a	b	a: positive	0.979	0.979	0.979
		label a	47	1	b: negative	0.979	0.979	0.979
		label b	1	47	weighted average	0.979	0.979	0.979
	$(75，207，214，16)^T$	classified as	a	b	a: positive	0.980	1.000	0.990
		label a	48	0	b: negative	1.000	0.979	0.989
		label b	1	47	weighted average	0.990	0.990	0.990
SVM	94	classified as	a	b	a: positive	0.746	0.979	0.847
		label a	47	1	b: negative	0.970	0.667	0.790
		label b	16	32	weighted average	0.858	0.823	0.819
	$(94，118)^T$	classified as	a	B	a: positive	0.787	1.000	0.881
		label a	48	0	b: negative	1.000	0.729	0.843
		label b	13	35	weighted average	0.893	0.865	0.862
	$(94，118，93)^T$	classified as	a	B	a: positive	0.774	1.000	0.873
		label a	48	0	b: negative	1.000	0.708	0.829
		label b	14	34	weighted average	0.887	0.854	0.851

6.4   小结

ECFS-DEA 是一款基于自顶向下分类的工具，用于在表达谱上寻找与不同类别样本相关的预测变量。与目前用于类别预测的差异表达分析不同，本章提出了一种基于集成分类器的思路。根据变量重要性的累积得分，可以正确选用 LDA，kNN，RF 或 SVM，并且它们适用于不同的样本分布。定性和定量的实验结果都已经证明了 ECFS-DEA 的有效性。

第7章　异质集成回归的预后生存分析方法

前文的研究已广泛报道了各种利用 RNA 表达谱来识别癌症特征的特征选择方法。然而，由于四个关键因素，这些方法往往会产生不可靠的特征。首先，在预后生存分析中，分类器（而非回归器）总是被不恰当地应用。其次，样本的未知分布可能导致回归模型选择无效。第三，表达谱数据的高维小样本特性通常会致使所选回归模型的预测性能不佳。第四，变量控制往往被忽视。为了解决这些问题，本章提出了一个新颖的特征选择框架，该框架利用集成回归来识别癌症预后特征，它纳入了针对样本的上采样技术以及针对临床因素的控制手段。实验结果证明了这种方法的有效性。

7.1　异质集成回归方法的理论基础

癌症是全球范围内主要的致死病因。癌症具有高死亡率的特点，对人类生命构成了严重威胁，并且极大地影响了患者的生活质量，尤其是患者往往面临着预后不良和生存率低的情况。因此，我们迫切需要识别与癌症预后相关的特征。

在识别癌症预后特征的研究中，最简单的方法是利用单变量回归来筛选与生存时间相关的基因，然后将这些基因纳入多元 Cox 回归模型以进行生存分析。然而，这种方法存在一个矛盾：单变量回归忽略了基因间的关联性，而多元回归考虑了确实存在的基因间相关性。除了多元 Cox 回归之外，加速失效时间（Accelerated Failure Time，AFT）模型通常也被用于癌症的预后生存分析。尽管如此，在这些半监督回归模型中，用存活患者的随访时间来替代生存时间或许会增加样本量，但却会降低分析的可靠性。

此外，主流的预后生存分析方法常常会得出不可靠的癌症预后特征，原因如下：首先，使用分类器而非回归模型来进行预后生存分析是不合适的，因为将生存时间转化为类别会导致信息丢失。其次，由于对样本分布评估不足，回归模型的选择往往比较随意。第三，样本量与数据维度之间不匹配会影响回归模型的稳定性和预测准确性，特别是当样本量明显小于特征数量时更是如此。诸如合成样本过采样技术 SMOTE[58] 和 SMOGN[59] 等已被用来通过合成样本的方式解决这一问题。第四，变量控制常常被忽视。也就是说，大多数关于癌症特征识别的研究并未考虑临床治疗对预后预测的影响。例如，在进行特征选择之前，并没有预先区分来自放疗组和未放疗组的样本[60]。

为解决上述问题，拟提出一个基于回归的新型特征选择框架，用于识别与癌症预后相关的特征，如图 7-1 所示。该框架利用基于回归的特征选择方法来增强对生存时间的预测，并引入集成回归策略以应对各种样本分布情况。为解决高维特征与小样本量不匹配的问题，通过多次迭代执行一个包含重采样、训练和投票的三步流程来实现降维。此外，引入上采样算法以增加样本量。对变量进行严格控制，将术后样本划分到不同的临床组，并分别作为模型输入使用。利用模拟数据和真实数据开展的实验已验证了所提出框架在识别癌症预后特征方面的有效性。

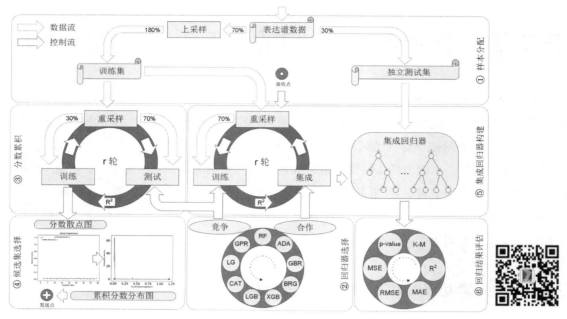

图 7-1   异质集成回归的特征选择框架

7.2   异质集成回归的特征选择方法

7.2.1   样本分配

如图 7-1 所示，首先将原始数据导入上采样模块以进行样本合成。然后，将所得数据全部随机划分为训练集和独立测试集，其中 70%用于训练，30%用于测试。需要注意的是，用于独立测试集的数据都是从原始数据中随机选取的。此外，必须强调的是，原始数据是基于控制变量获取的。也就是说，原始数据由接受了相同临床治疗且预先进行了分类的样本组成。

7.2.2   回归器选择

图 7-1 展示了一个标记为②的回归器选择模块，它是基于集成回归的特征选择框架的基础。为适应各种样本分布情况，该模块中的基础回归器包括梯度提升回归器（Gradient Boosting Regressor，GBR）、自适应提升回归器（AdaBoost Regressor，ADA）、RF、高斯过程回归器（Gaussian Process Regressor，GPR）、线性回归器（Linear Regressor，LG）、卡特提升回归器（CatBoost Regressor，CAT）、轻量级梯度提升机（Light Gradient Boosting Machine，LGB）、极限梯度提升机（Extreme Gradient Boosting Machine，XGB）以及装袋回归器（Bagging Regressor，BRG）。在每一轮中，都会对训练样本进行重采样，以便训练各个基础回归器。剩余的袋外样本则用于计算 R^2 回归指标，其表达式如下：

$$R^2 = 1 - \frac{\sum_{i=1}^{n}(y_i - \hat{y}_i)^2}{\sum_{i=1}^{n}(y_i - \overline{y})^2},$$ （7-1）

其中，n 表示样本数量，y_i 表示样本 i 的预后生存时间的真实值，$\hat{y}_i$ 和 $\overline{y}$ 分别代表相应的预测值以及真实值的均值。以竞争或合作的方式，会选择具有最高 R^2 值的基回归器，分别用于为特征选择投票或者构建集成回归器。更多细节详见下述内容。

7.2.3　分数累积

如图 7-1 的步骤③所示，分数累积旨在对经过 r 轮重采样、训练和投票的每个基因的分数进行记录与累加，以便评估每个基因的重要性。训练集的重采样涉及两个方面：随机选取 20 个基因以及随机挑选 70% 的样本。基础回归模型会在这个 20 维的低维特征空间中轮流进行训练。剩余 30% 的样本则用于对基因进行投票。每个基回归器的 R^2 值会利用这 30% 的袋外数据按照公式（7-1）进行计算。然后，会选出具有最高 R^2 值的基回归器用于进一步投票。对于随机选取的 20 个基因中的每个基因 j，其贡献可通过对其袋外样本的表达值进行随机置换来获得。经过单次随机置换后，会使用公式（7-1）重新计算基础回归器的 R^2 值并将其标记为 $\tilde{R}^2$。相应地，该基因对于当前轮次投票中回归结果的重要性可以表示为 $\text{score}(j) = (R^2 - \tilde{R}^2)$。经过 r 轮重采样、训练和投票后，基因 j 的累积分数可表示为：

$$\frac{\sum_{k=1}^{r} \text{score}(j)}{r} \text{。} \tag{7-2}$$

7.2.4　候选基因选择

在分数累积之后，每个基因都会获得其累积分数，以此来评估它在回归结果中的重要性。一个基因的累积分数反映了它对于正在构建的回归模型的重要性。经过 r 轮重采样、训练和投票后，会生成每个基因累积分数的散点图，以便定性且交互式地筛选出对回归结果有贡献的基因，如图 7-1 中标记为④的模块所示。此外，还提出了一种定量且自动化的筛选方法，该方法利用所提的聚类方法[51]，根据基因的累积分数对其进行聚类，并生成相应的高斯分布图。最终，可基于聚类结果选择累积分数最高的基因作为候选基因。

7.2.5　集成回归器构建

在确定候选基因后，会建立一个新的包含重采样、训练和组合的迭代流程来构建集成回归器，如图 7-1 中标记为⑤的模块所示。在此流程中，重采样和训练步骤与模块③中的类似，只不过它们是在通过候选基因筛选所获得的低维空间中进行的。每次迭代会从该低维空间中随机选取 70% 的训练样本用于训练基础回归器，剩余的 30% 则用于选出具有最高 R^2 值的基础回归器。经过轮重采样、训练和组合后，将经过多次迭代选出的基回归器组合成一个集成回归器。最后，利用构建好的集成回归器在独立测试集上预测预后生存时间。需要注意的是，集成回归器的预测结果是各个基回归器预测结果的平均值。

7.2.6　回归性能评估

此处选取了 6 项评估指标来更好地评估所构建的集成回归器的性能，其中包括作为定性指标的 Kaplan-Meier 生存分析曲线，以及作为定量指标的、不同风险组对数秩检验（log-rank test）的值、均方误差（MSE）、均方根误差（RMSE）和平均绝对误差（MAE），如图 7-1 中标记为⑥的模块所示。R^2 的计算如公式（7-1）所示。均方误差、均方根误差和平均绝对误差的计算公式如下：

$$MSE = \frac{1}{n}\sum_{i=1}^{n}(y_i - \hat{y}_i)^2 ,$$
$$RMSE = \sqrt{MSE} , \tag{7-3}$$
$$MAE = \frac{1}{n}\sum_{i=1}^{n}|y_i - \hat{y}_i| .$$

7.3   异质集成回归的特征选择应用

7.3.1   仿真与真实数据

为验证该方法的有效性，从 Broad 癌症基因组数据分析中心（Broad GDAC Firehose）网站（https://gdac.broadinstitute.org）上下载了 GBM 中 miRNA 和 mRNA 的基因表达数据。miRNA 数据包含 576 个样本以及 534 个 miRNA，而 mRNA 数据涵盖 528 个样本和 12042 个 mRNA。此外，使用合成样本过采样技术 SMOTE[58]和 SMOGN[59]等对样本进行了扩充，详情见表 7-1。

表 7-1   数据信息

数据	类型	死亡样本量	放化疗后的死亡样本量	SMOTE[58]后的样本量	SMOGN[59]后的样本量
TCGA-GBM	miRNA	470	377	660	698
	mRNA	448	361	627	667
The simulated data	—	399	399	—	—

此外，创建了一个预后模拟数据集，该数据集在 40 维特征空间中有 500 个样本。它包含 38 个独立且同分布的一维表达值，标记为 2 到 39。在每一维中，表达值遵循正态分布，其均值介于 5 到 15 之间，标准差介于 0 到 1 之间。另外两个维度代表重要变量，它们遵循与生存时间相关的二元正态分布。样本均值分别为$(4, 4)^T$和$(10, 10)^T$，共享协方差矩阵为$\begin{pmatrix} 5 & -4 \\ -4 & 6 \end{pmatrix}$。样本 i 的生存时间可通过$T_i = \alpha \times \exp(-\beta_0 \times x_{i0} - \beta_1 \times x_{i1})$来计算，其中 x_{i0} 和 x_{i1} 分别是样本中重要变量 0 和 1 的表达水平。参数α，β_0 和 β_1 是预先定义的回归系数，其中$\alpha = 5000$，$\beta_0 = 0.2$，$\beta_1 = 0.2$。

如表 7-1 所示，在 TCGA 数据集中，GBM 的 miRNA 和 mRNA 表达谱中分别有 470 个和 448 个死亡样本。对于模拟数据，死亡样本的数量设定为 399 个。为了识别与预后生存相关的基因，运用了变量控制，最终在相同治疗条件下（即在放疗组内）分别筛选出 377 个和 361 个死亡样本用于进一步分析。此外，还使用了 SMOTE[58]和 SMOGN[59]技术来扩大样本量。

7.3.2　仿真数据的实验结果

为证明所提方法的有效性，将图 7-1 所示的基于集成回归的特征选择框架应用于一个包含 399 个样本的 40 维模拟数据集，详情见表 7-1。实验结果展示于图 7-2 中。图 7-2（A）和图 7-2（B）展示了两个重要变量的散点图。图 7-2（A）呈现了两种表达水平的分布情况，其中横轴和纵轴分别代表这些特征。图 7-2（B）展示了生存时间，其中横轴表示样本编号，纵轴代表相应的生存时间。

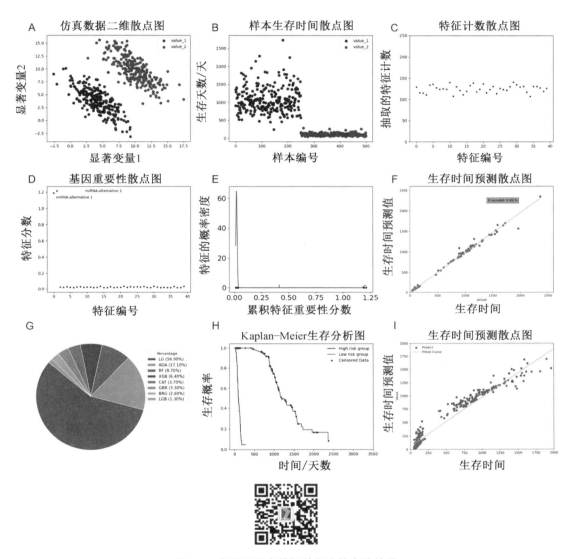

图 7-2　集成回归在模拟数据上的实验结果

由于样本量明显超过特征维度，因此无须进行上采样。将数据划分为一个训练集和一个独立测试集，其中 70%分配给训练集，30%分配给测试集。从训练集中随机选取 70%的样本用于训练回归模型，而剩余的 30%则用于确定最佳回归器。最佳回归器使用公式（7-2）对特征进行评分。重采样、训练和评分操作进行了 1000 轮，每轮随机选择 5 个特征。相应的实验结果展示在图 7-2（C）至图 7-2（E）中。

图 7-2（C）展示了经过 1000 轮采样后每个特征被选中的频率，呈现出均匀分布的情况。

图 7-2（D）呈现了累积分数的散点图，其中横轴为特征编号，纵轴为累积分数。特征 0 和特征 1 展现出明显较高的累积分数，这表明相较于其他特征，它们更为重要。此外，基于降序搜索和自动密度峰值识别的聚类方法[51]有效地识别出了特征 0 和特征 1，如图 7-2（E）所示，其中横轴表示重要性分数，纵轴表示这些分数的概率密度。图 7-2（D）和图 7-2（E）中的结果证实了所提出的特征选择方法的有效性。

利用这两个重要特征，创建了 1000 个基回归器以构建一个集成回归器，用于预测独立测试集上的预后生存时间。图 7-2（F）展示了预测结果，其中横轴为实际生存时间，纵轴为预测生存时间，这证实了集成模型的有效性。图 7-2（G）显示了在所构建的集成回归器中各类基回归器所占的比例。独立测试集上预测结果经层次聚类得到的 Kaplan-Meier 曲线展示于图 7-2（H）中。值得注意的是，所有代表存活样本的删失点都处于低风险组，这进一步增强了所提方法的可靠性。为验证样本量与特征数量之间的关系，从模拟数据集中随机选取 50 个样本组成训练集，而其余 349 个样本作为独立测试集。重复之前的实验步骤，得到了图 7-2（I）所示的预测结果。图 7-2（F）比图 7-2（I）呈现出更明显的线性关系，这表明在特征维度固定的情况下，更大的样本量能够改善回归拟合结果。

为验证回归模型相对于分类模型在预后生存分析中的有效性，利用所提出的集成分类方法[61]进行了一项对比实验。实验结果展示于图 7-3 中。图 7-3（A）和图 7-3（B）展示了对399 个死亡样本的生存时间进行层次聚类得到的树状图和标签分布情况。该集成分类方法在样本划分、特征提取轮次以及每轮提取的特征数量方面，都与所提出的回归方法保持一致。图 7-3（C）展示了每个特征被随机选取的次数，而图 7-3（D）和图 7-3（E）分别呈现了定性和定量的特征选择结果。利用所选取的两个特征维度，建立了 1000 个基分类器来构建集成分类器，用于预测预后类别。图 7-3（F）所示的 Kaplan-Meier 曲线是由独立测试集生成的，其中存活样本以删失点表示。对比图 7-3（F）和图 7-2（H）中的 Kaplan-Meier 曲线可以发现，图 7-2（H）中的低风险组和高风险组曲线间隔更宽。例如，图 7-2（H）中低风险组在 40%处的生存概率对应的生存时长约为 1500 天，而图 7-3（F）则显示时长约为 1200天。

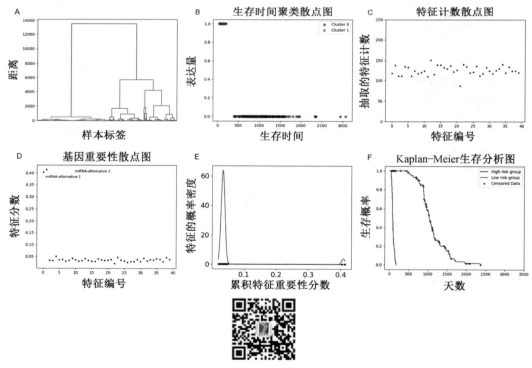

图 7-3 集成分类在模拟数据上的实验结果

7.3.3　TCGA 数据集上的实验结果

考虑到 TCGA 中 GBM 表达谱数据里的基因数量，进行了 10 万轮重采样、训练和投票，且在每次迭代中随机选取 20 个特征。在此之前，使用了 SMOTE[58] 和 SMOGN[59] 等上采样方法。相应地，图 7-4 和图 7-5 分别展示了集成回归在 miRNA 和 mRNA 表达谱数据上的实验结果。

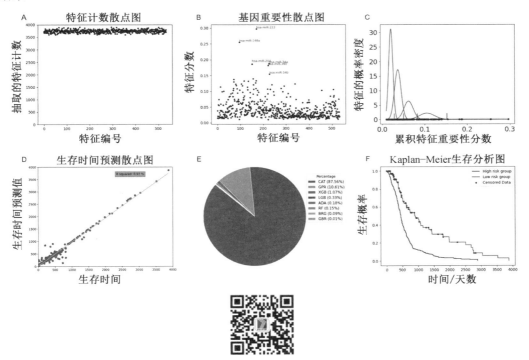

图 7-4　集成回归在 TCGA-GBM 的 miRNA 表达谱数据上的实验结果

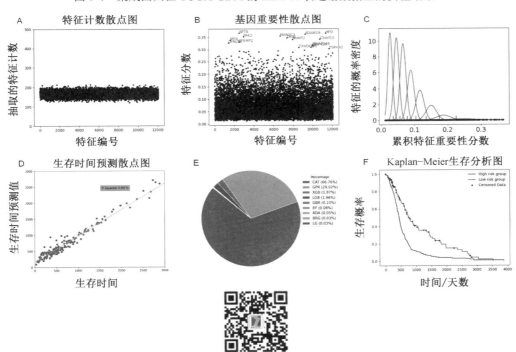

图 7-5　集成回归在 TCGA-GBM 的 mRNA 表达谱数据上的实验结果

图 7-4（A）和图 7-5（A）分别展示了每个 miRNA 或 mRNA 被随机选中的次数，这表明每个基因的提取次数呈现均匀分布。图 7-4（B）和图 7-5（B）定性地展示了相应的累积分数散点图。利用先前提出的聚类方法[51]，对与生存时间相关的重要 miRNA 和 mRNA 候选物进行了定量筛选，如图 7-4（C）和图 7-5（C）中蓝线右侧所示，蓝线表示累积分数最高的聚类的下限。所筛选出的 6 个 miRNA 包括 hsa-miR-222，hsa-miR-148a，hsa-miR-34a，hsa-miR-340，hsa-miR-204 和 hsa-miR-34b；而筛选出的 16 个 mRNA 分别是 SPTB，HPD，ADAM19，MAN2C1，PAK2，DEXI，C5orf15，BHMT2，MSN，EFEMP2，DYNLT3，KIAA0146，ZNF426，INS，TXNDC9 以及 TSPAN1。

随后，构建了 10000 个基回归器，以便在由所选基因构成的低维空间中形成一个集成回归模型。图 7-4（D）和图 7-5（D）展示了在独立测试集上的预测结果，其中横轴为实际生存时间，纵轴为预测生存时间。各点的分布呈现出明显的线性关系，这表明集成回归模型在预测预后生存时间方面具有可靠性。图 7-4（E）和图 7-5（E）分别展示了在所构建的集成回归器中各类基回归器所占的比例。基于独立测试集上预测结果进行层次聚类得出的 Kaplan-Meier 曲线展示于图 7-4（F）和图 7-5（F）中。值得注意的是，所有代表存活样本的删失点都处于低风险组，这进一步增强了所提方法的可靠性。此外，图 7-5（F）中生存风险曲线存在重叠情况，这表明所选 mRNAs 的预测能力不如 miRNAs。相应地，对独立测试集的定量评估指标进行了计算，并列于表 7-2 中。

表 7-2   集成回归在独立测试集上的定量评估结果

数据	R^2	p 值	MSE	RMSE	MAE
miRNA	0.97	7.21×10^{-9}	13814.25	117.53	54.6
mRNA	0.94	4.69×10^{-7}	26536.13	162.9	113.15
The simulated data	0.99	6.67×10^{-35}	2517.54	50.18	20.98

利用所提出的集成回归方法和前文提出的集成分类方法[61]进行了对比。相应的实验结果列于图 7-6 和图 7-7 中。图 7-6（A）和图 7-6（B）展示了基于 miRNA 表达谱对生存时间进行层次聚类得到的树状图和标签分布情况；而图 7-7（A）和图 7-7（B）展示了 mRNA 表达谱对应的结果。图 7-6（C）和图 7-7（C）展示了每个基因被随机选取的频率，呈现出均匀分布的情况。图 7-6（D）和图 7-6（E）呈现了经过 10 万次迭代后 miRNA 表达谱的定性和定量特征选择结果，mRNA 表达谱对应的结果展示在图 7-7（D）和图 7-7（E）中。利用选出的 8 个 miRNA 或 23 个 mRNA，分别建立了 10 万个基分类器来构建用于预测预后类别的集成分类器。图 7-6（F）和图 7-7（F）中的 Kaplan-Meier 曲线是由独立测试集生成的，其中存活样本以删失点表示。不仅对图 7-6（F）和图 7-4（F）之间的 Kaplan-Meier 曲线进行了比较，还对比了图 7-7（F）和图 7-5（F）之间的曲线，结果显示由集成回归得出的低风险组和高风险组曲线间隔更宽。

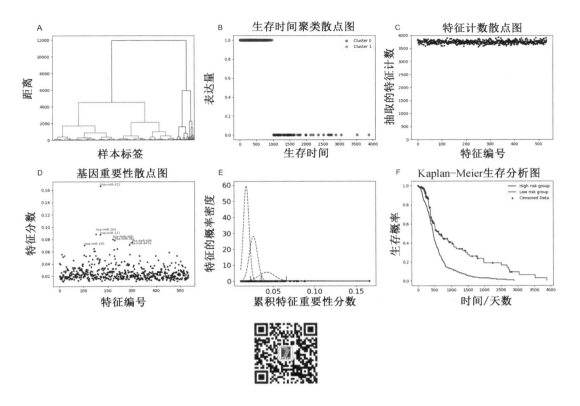

图 7-6　TCGA 中 GBM 的 miRNA 表达谱上集成分类的实验结果

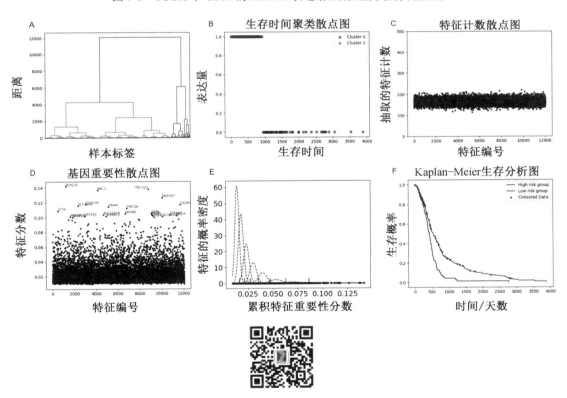

图 7-7　TCGA 中 GBM 的 mRNA 表达谱上集成分类的实验结果

7.4　小结

通过对比实验结果，有四点需要进一步讨论。首先，可以发现集成回归得出的 Kaplan-Meier 生存分析曲线比集成分类得到的曲线区分度更明显。这是因为分类操作将预后生存时间原本的连续值弱化为分类标签，丢失了原始数据中存在的有关生存时间的关键信息。其次，针对不同的样本分布应当选择不同的回归器。这一发现是基于对样本随机抽样时基回归器选择的结果得出的。可以看出，在对应真实数据的集成回归器中，CAT 占比超过一半，而对于模拟数据而言，LG 则是占主导地位的回归器。第三，在特征维度保持固定的情况下，随着样本量的增加，可以获得更好的回归拟合结果。对于来自 TCGA 中 GBM 的真实数据而言，miRNA 表达谱上的回归结果优于 mRNA 数据上的回归结果，因为 miRNA 表达谱数据的特征维度明显低于 mRNA 表达谱数据的特征维度。第四，可以得出结论，在预后生存分析中，变量控制也是影响回归结果质量的一个重要标准。

此外，据报道，在已获得的与预后生存密切相关的 6 种 miRNAs 中，hsa-miR-222，hsa-miR-148a，hsa-miR-340，hsa-miR-204 以及 hsa-miR-34a 都与 GBM 的预后有关。这表明，由所选出的这 6 种 miRNA 构建的集成回归器可作为 GBM 预后生存分析模型。据报道，在已识别出的 16 种 mRNAs 中，DYNLT3，MSN 以及 EFEMP2 与胶质母细胞瘤的预后相关。这意味着，由于相对于 mRNA 的数量而言，样本量过小，使用 mRNA 候选物构建的预后生存模型并不可靠。

本章提出了一个基于集成回归的用于预后生存分析的特征选择框架，该框架利用经典回归模型而非分类模型来保留诸如生存时间等原始连续信息。引入了上采样方法来增加样本量，并采用自助采样（装袋）策略随机选取样本和特征，以此解决高维小样本问题。采用集成回归方法来适应不同的样本分布，并在控制变量的数据上开展实验。这些改进确保了所提框架的稳定性以及所选特征的可靠性。在 TCGA 中 GBM 数据以及模拟数据上的实验结果证明了所提方法的有效性。在未来的工作中，将会针对更多类型的癌症开展进一步的实验。

第 8 章　自顶向下的预后生存分析工具

生存分析是癌症患者术后临床治疗前面临的一个首要问题。为了简化此类分析，人们已经创造了许多相应的工具。尽管这些工具使用起来较为简便，但仍然存在两个致命缺陷。其一，样本分组通常是凭经验进行的，并且错误地基于原始基因表达情况或生存时间来划分。其二，它们的特征选择方法大多依赖单变量半监督回归或多变量回归，却未考虑到与高维度相比样本量偏小这一情况。

为了解决这两个问题，我们设计了一款能够满足交互式样本分组的特征自动选择网络工具。对用户自定义数据或 TCGA 数据进行自动特征选择。用户也可以手动进行特征选择。然后，运用层次聚类，并在交互式风险评分划分后提出一种自动重新聚类策略。采用 Kaplan–Meier 生存曲线和对数秩检验作为衡量指标。在来自 TCGA 的 53 个数据集上开展的实验结果证明了我们方法的有效性。树形图、热图以及散点图能够直观地向医生展示所选基因的结果，以供进一步研究。该方法适用于高维小样本数据集的生存分析。同时，它也为研究人员分析自定义数据提供了一个平台。它解决了现有网络工具存在的问题，并为生存分析提供了一种有效的特征选择方法。

8.1　自顶向下预后生存分析方法的技术背景

生存分析对于研究疾病风险以及对患病患者进行预后判断至关重要。近年来出现了各种各样的生存分析工具。一些工具依据患者的基因表达情况或生存时间，错误地将患者划分到不同风险组中[62-63]。其他工具则凭经验将风险评分的中位数作为患者分组的阈值[64-66]。在基因选择方面，目前常用的工具通常侧重于单变量半监督回归，这种方式忽略了基因关联性[63-66]，或者侧重于多变量回归，却没有考虑到与高维度相比样本量偏小这一情况[67]。因此，我们开发了一款用于生存分析的网络工具（即 IOFS-SA），如图 8-1 所示。

8.2　自顶向下预后生存分析方法的技术实现

8.2.1　数据准备

IOFS-SA 有两种可选数据源，分别对应从本地计算机上传的数据或来自 TCGA 存储的数据，如图 8-1（A）所示。任何符合格式要求（即一个 "*. xlsx" 文件，其列指代基因，行对应样本），且包含生存时间、随访状态以及基因表达情况或临床信息的数据集，都可以通过该工具上传并进行处理。在上传之前，强烈建议对每个基因的表达量进行 Z 分数标准化。对于 RNA 测序（RNA-seq）数据，则需要进行每百万转录本（TPM）标准化。一旦数据从本地上传或从底层数据库中被选中，所有基因符号或基因编号的列表都会显示在网页上。

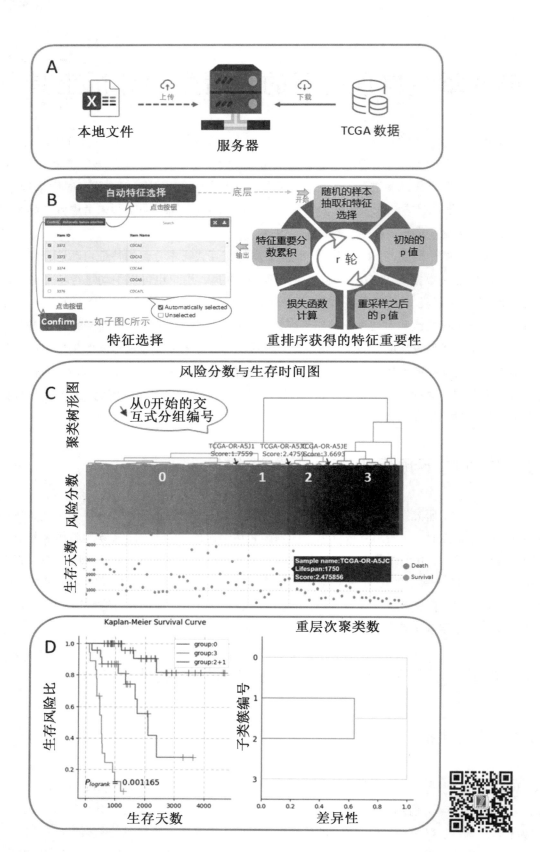

图 8-1   IOFS-SA 的工作流程。A：数据准备示意图。B：特征自动选择流程图。C：交互式样本聚类。用户需要决定将这些样本划分到不同组的位置。由箭头划分的位置从左到右依次被分为 0 组、1 组、2 组等。D：结合 Kaplan–Meier 曲线的自动重新聚类以及最终的树状图

8.2.2　特征自动选择

如图 8-1（B）所示，当按下"Automatic feature selection"按钮时，将执行特征自动选择程序。在此之前，需要设置特征选择的轮数 r 以及每轮随机选取的基因数量 n。在重要性重排序算法的循环过程中，循环会执行 r 次。每次会随机选取 n 个不重复的基因，然后对它们的样本表达量进行打乱并评分。参数 n 和 r 可以根据样本量以及用户需求来进行组合设置。该算法需要尽可能多地覆盖整个样本，因此，n 与 r 的乘积需要大于样本量。而且，如果 n 和 r 太大，可能会导致算法运行时间过长以及评分差距过小。如果 n 和 r 太小，可能会遗漏多个基因之间的关联性。接下来将执行以下五个步骤。

（1）选择与样本划分。将根据用户先前的设定随机选择 n 个基因；此外，为了扩大样本量，还会从数据集中随机抽取 70% 的样本。

（2）计算初始 p 值。在 n 维特征空间中进行多变量 Cox 回归分析；对于每个随机选取的基因 j，可根据 Wald 检验计算出一个 p 值记为 $p_s(j)$，作为初始得分。

（3）计算重排序后的 p 值。对基因的表达量进行重排序，然后进行多变量 Cox 回归分析，将得到一个代表重排序后的 p 值，记为 $p_p(j)$。之后，重排序后基因的表达量将被还原。

（4）损失函数的计算。基因 j 的损失函数（可被视为衡量基因重要性的指标）将被计算出来，并表示为 $L_j = \log_2(p_p(j)) - \log_2(p_s(j))$。

（5）重要性累积。对于随机选取的特征中的每个基因 j，其重要性可通过其损失函数的累积来衡量，即 $A_j = \sum_{k=1}^{r} L_j$。

经过 r 轮上述五个步骤的操作后，数据集中的所有基因都将按照其累积得分进行降序排序。利用先前提出的一种聚类方法[51]，累积得分最高的基因将被自动选出，并在网页的列表中进行标注。

8.2.3　交互式样本聚类

点击"Confirm"按钮后，可利用多变量 Cox 比例风险模型，根据所选基因的表达量来计算风险评分，其表达式为 $rs(i) = \sum_{j=1}^{m} \beta_j \times x_j(i)$。其中，$m$ 表示所选基因的数量，β_j 和 $x_j(i)$ 分别代表基因 j 的回归系数以及样本 i 在基因 j 上的表达量。对风险评分进行层次聚类，以便区分不同的样本组。这样一来，就能显示如图 8-1（C）所示的树形图和热图。此外，不仅可以依据树形图的分支，还能根据热图中不同色块的边界以及生存时间散点图来进行交互式操作。在热图上方点击鼠标左键即可添加箭头。

8.2.4　自动重聚类

在进行交互式样本聚类后，需要考虑对相邻样本组进行自动合并。采用对数秩检验来衡量每两对相邻组之间的相似性，并计算出一个相应的 p 值。当某一对组的 p 值大于预先设定的阈值 p_{th} 时，就会对这两组进行合并。重复这一过程，直至不存在任何一对组的 p 值大于 p_{th} 为止。这样一来，就能得到所有样本组的 Kaplan-Meier 曲线以及重新聚类后的最终树状图如图 8-1（D）所示。在大多数生存分析实验中，将风险评分阈值设置为 0.05 被认为是合理的。然而，根据 Kaplan-Meier 曲线的不同情况，可以适当降低或提高该阈值，以便在特定实验中获得更有价值的分组结果。

8.3 自顶向下预后生存分析方法的技术应用

在来自 TCGA 代表 27 种癌症类型的 53 个数据集上开展的实验结果证明了 IOFS-SA 的有效性。IOFS-SA 可从 53 个数据集中进行基因的自动选择，原始基因数量以及所选基因数量展示于表 8-1 中。

表 8-1　IOFS-SA 的基因选择结果

类型	mRNA	miRNA
ACC	19558->37	804->21
BLCA	20195->36	881->06
BRCA	20212->24	901->04
CESC	79993->05	893->09
CHOL	19413->31	759->01
COAD	19873->20	617->05
COADREAD	19954->01	627->39
DLBC	19945->12	782->10
ESCA	20222->10	852->04
FPPP	/	759->12
GBM	19840->42	474->01
LGG	20175->02	860->01
HNSC	20237->17	907->14
LUSC	20218->05	890->01
MESO	19478->13	806->13
OV	20078->02	627->03
PAAD	19938->08	812->25
PCPG	19841->17	818->21
READ	19632->24	603->24
SARC	20160->01	843->04
SKCM	20155->01	905->13
STAD	20155->05	872->37
STES	20290->19	893->03
THCA	20015->14	902->22
UCEC	20114->05	910->22
UCS	19757->13	817->08
UVM	19187->37	797->14

8.3.1　在 TCGA-ACC 的 mRNA 数据上的实验结果

IOFS-SA 被用于对 TCGA 中 ACC 的 mRNA 数据集进行特征自动选择。当轮数 $r = 10000$ 且每轮选取基因数 $n = 5$ 时，从 19558 个基因中选出了 37 个基因，如表 8-2 所示。基于风险评分进行初始层次聚类的实验结果如图 8-2（A）所示。然后，依据树形图的分支、热图的分层情况或散点图的分布情况，将样本交互式地划分为四组，从热图的左侧到右侧依次标记为 0、1、2 和 3。对交互式分组结果再次进行层次聚类，如图 8-2（B）所示，在重新聚类步骤后，第 1 组和第 2 组自动合并，展示出相应的 Kaplan-Meier 曲线，且这两组之间 p 值的最大值为 0.002502。图 8-2（B）中展示的最终树状图与图 8-2（A）中所示的原始树状图有很大差异，这表明传统的层次聚类在提前合并第 0 组和第 1 组时得到了错误的样本分组。

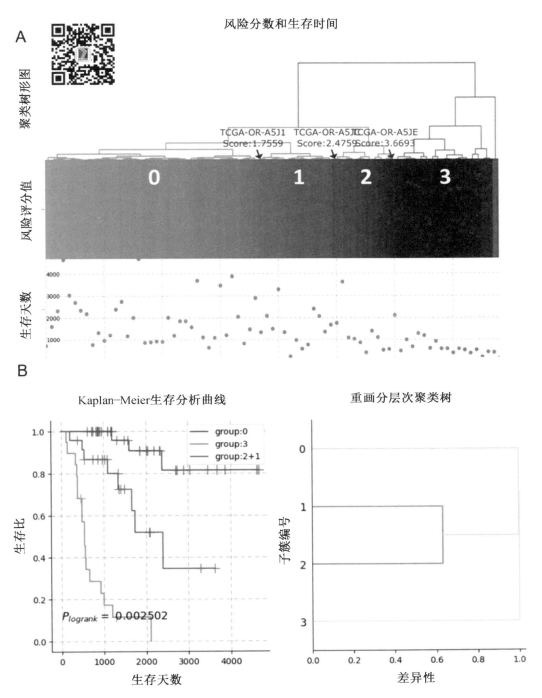

图 8-2　TCGA 中 ACC 的 mRNA 数据集特征选择后风险评分的初始层次聚类实验结果以及重新聚类后的 Kaplan-Meier 曲线。A：风险评分与生存期图，包含层次聚类的树形图、热图以及散点图。B：Kaplan-Meier 曲线与新层次聚类树

表 8-2   TCGA 中 ACC 的 mRNA 数据集的特征选择结果

ID	基因名
481	AKAP12
1645	BUB1
1750	C11orf82
1907	C15orf42
2145	C1orf135
3072	CCDC18
3345	CDC20
3367	CDC45
3372	CDCA2
3373	CDCA3
3375	CDCA5
3421	CDK1
3527	CENPM
5126	DTL
5543	EPR1
6074	FANC1
6490	FOXM1
7323	GSG2
7441	H2AFX
7575	HELLS
8856	KIF15
8859	KIF18A
9378	LMNB1
11141	MYLK2
11300	NCAPD2
11301	NCAPD3
11389	NDC80
11904	NUF2
12953	PKMYT1
13071	PLK1
15041	SDC4P
15317	SGOL1
16168	SPAG5
16207	SPC25
16505	STMN1
17792	TROAP
18204	UHRF1

8.3.2   在 TCGA-READ 的 miRNA 数据上的实验结果

除在 mRNA 数据集上进行实验外，IOFS-SA 还分析了 miRNA 数据集的生存情况。以 TCGA 中 READ 的 miRNA 数据为例，设定轮数 $r = 10000$ 且每轮选取基因数 $n = 5$，从 603

个基因中选出 24 个基因，具体情况可见表 8-3。图 8-3（A）展示了基于风险评分进行层次聚类后所选 24 个基因的树状图、热图以及散点图。通过交互方式将样本划分为六组，从左至右标记为 0 到 5。考虑到交互式分组可能存在过度细分或不合理等弊端，IOFS-SA 对这六个相邻组进行了重新聚类，如图 8-3（B）所示。第 0 组和第 1 组被合并，第 2 组到第 5 组也被合并。这与第一次层次聚类的结果不同，在第一次层次聚类中，第 0 组是单独分组的，而第 1 组到第 5 组被合并在一起。这一结果证明了交互式聚类策略有效地改进了传统的层次聚类方法。

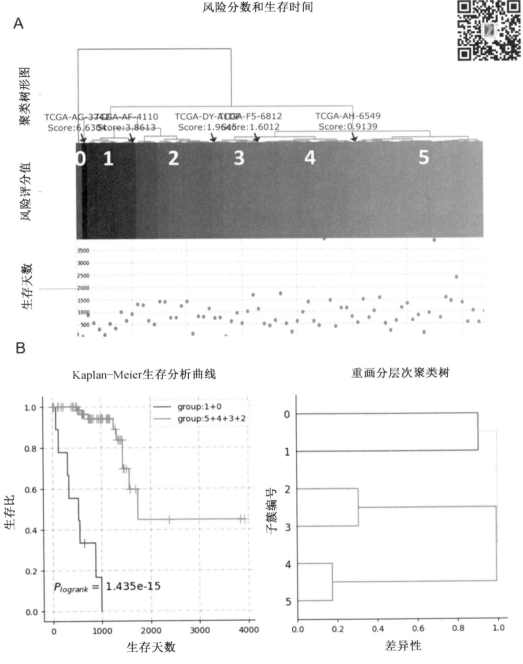

图 8-3　TCGA 中 READ 的 miRNA 数据集特征选择后风险评分的初始层次聚类实验结果以及重新聚类后的 Kaplan-Meier 曲线。A：风险评分与生存期图，包含层次聚类的树形图、热图以及散点图。B：Kaplan-Meier 曲线与新层次聚类树

表 8-3 TCGA 中 READ 的 miRNA 数据集的特征选择结果

ID	基因名
4	hsa-let-7c
51	hsa-miR-1244
78	hsa-miR-1271
119	hsa-miR-1323
226	hsa-miR-221
264	hsa-miR-302a
301	hsa-miR-34b
330	hsa-miR-412
338	hsa-miR-432
381	hsa-miR-510
390	hsa-miR-514-1
391	hsa-miR-514-2
392	hsa-miR-514-3
399	hsa-miR-517a
400	hsa-miR-517b
416	hsa-miR-520b
445	hsa-miR-548j
448	hsa-miR-548n
490	hsa-miR-599
525	hsa-miR-648
535	hsa-miR-662
540	hsa-miR-663b
585	hsa-miR-936
586	hsa-miR-937

8.4 小结

　　IOFS-SA 在特征自动选择过程中，不仅运用随机方法，还采用基于 Cox 风险模型的重排序方法来判断基因的重要性。为验证特征选择的有效性，IOFS-SA 提供热图、树形图以及散点图来展示层次聚类的效果。同时，该工具还支持用户在使用特征自动选择功能后手动选择特征或手动调整所选基因。这样一种灵活的特征选择方法旨在方便研究人员对基因开展任意研究。风险评分的中位数通常被视为区分高风险和低风险样本组的阈值，这种主观判断应当摒弃。取而代之的是，要对样本的风险评分进行聚类，以此来区分不同的样本组。然而，样本划分可能并不遵循分支层次。例如，依据树形图的第一个分支来划分样本，可能并不适合获取具有明显差异的不同风险组。因此，不仅可以依据树形图的分支，还能根据热图中不同色块的边界以及生存时间散点图来进行交互式操作。考虑到手动划分风险组存在的人为因素，可能会划分出过多的风险组，IOFS-SA 还提出了一种针对相邻风险组的自动聚类策略，将 p 值设定为聚类的阈值（p 值可选，默认值为 0.05）。与其他方法或工具相比，IOFS-SA 尽可能地考虑到了生物医学研究人员或医生的研究需求，因为它提供了多种可定制的操作方法，大多数用户可以通过简单操作来发现关键基因。

　　尽管这款工具已经尽可能地高效，但仍然需要一些时间来找出重要基因。因此，每当用户提交了一组数据集并正在等待特征选择结果时，IOFS-SA 将会提供一个"Runtime ID"。在计算完成后，系统会在状态栏通知用户，并让用户使用这个编号来查询计算结果。然而，这种等待过程缺乏交互性。在后续的开发过程中，将会计算并给出一个预估的运行时间。此外，除非用户上传自己的数据集，否则他们只能使用 TCGA 数据集，后续将考虑接入更多的数据库。

总之，癌症患者术后面临的临床治疗问题依然是生存分析方面的问题。为了使这种分析有效且简便易行，我们创造了 IOFS-SA 这一工具。它与其他工具的不同之处在于，它并非凭经验划分样本组，也不局限于单变量或多变量半监督回归。而且，IOFS-SA 适用于高维小样本数据集的生存分析。IOFS-SA 能够进行自动和手动特征选择，或者将二者结合来筛选基因。这一功能的灵活性使得该工具不仅能在需要降维时找出基因，还能分析一个或多个基因对预后的影响。对于后续的医学研究而言，这是一款便捷且高效的生存分析工具。

第9章　联合特征选择的预后生存分析方法

在过去几十年里，分子特征在癌症研究中引起了广泛关注。然而，大多数已报道的生物标志物在预测患者生存风险方面显示出较弱的区分能力。实际上，在回归分析中通常考虑单变量分析，这使得现有的统计方法效果不佳。此外，在对高风险和低风险患者进行分类的方式上存在过多的人为干预。最后但同样重要的是，保守手术后治疗手段的介入也使得生存分析变得更为复杂。

为了解决这些问题，本章提出了一种可靠的特征选择方法，该方法结合了自顶向下和自底向上的策略。自顶向下的策略是每次随机抽取一些基因，并通过累积投票来选择候选基因。自底向上的策略则是对所选基因进行全面列举，并运用聚类算法对样本进行分类。我们分析了来自 TCGA 的胶质母细胞瘤数据，并得到了候选特征。模拟数据的结果以及来自 CGGA 的独立测试集验证了该方法的可靠性以及所选特征的有效性。

9.1　联合特征选择方法的理论基础

诸如 GBM、结直肠癌、乳腺癌、B 细胞急性淋巴细胞白血病、卵巢癌以及其他恶性肿瘤等癌症具有很高的死亡率。它们严重影响人类健康，威胁人类生命。在这些癌症当中，GBM 是人类脑部肿瘤中最常见且侵袭性最强的类型。由于其大多生长在脑神经组织中、细胞分化差、生长速度快以及极难治愈等特点，因此它的预后不佳，生存率很低。

许多研究都专注于对 GBM 表达谱的分析，并提供了用以预测预后生存时间的特征。然而，如何将患者划分到不同风险组（例如，高风险组和低风险组）至关重要。实际上，分组很重要，因为这是预后的关键所在，它将决定不同的术后治疗方案。高风险患者需要进行化疗，甚至放疗。相反，对低风险患者进行放疗或化疗则属于过度治疗。

然而，常见的做法仅仅是依据生存时间（比如 3 年生存时间或 5 年生存时间）将患者分为两类。事实上，依据生存时间来划分样本是不合理的，因为新患者并没有最终的生存时间，没办法基于这一点对他们进行分类。另一种对样本进行分类的方法是依据所有基因的表达谱。然而，这种方法包含了冗余的基因表达水平，这可能会干扰预后预测。此外，生存时间还被错误地忽视了。

事实上，风险评分作为回归模型的输出结果，应当被视作将样本划分到不同风险组的一项指标。不管怎样，现行的方法通常采用单变量回归分析来逐个筛选与生存时间相关的基因。此外，这些被单独筛选出的基因会被组合起来，构成针对生存时间的多变量 Cox 回归模型。不可避免地存在着一个矛盾，即单变量基因筛选否定了基因之间的关联性，然而后续的多变量回归却又承认这种关联性。实际上，已有报道称基因之间确实存在关联性[45]。

尽管使用了风险评分，但样本分层仍然比较粗略。总是预先设定一些经验性阈值，比如四分位数以及中位数。考虑到生存时间是连续的，所有这些用于样本分层的方法都太过粗略了。

关于特征发现，已经有了诸如肿瘤组织与正常组织间差异表达基因（这类基因应被认为与诊断相关，但与预后无关）、针对生存时间的单变量回归（忽略了基因间的相关性）以及在知识驱动治疗后进一步进行单变量回归等方法。考虑到上述缺陷，有研究采用递增的多变量 Cox 回归来寻找与患者预后相关特征的方法，然而这类贪心算法很容易找出假阳性基因。

为同时实现特征发现和样本分组，我们提出了一个将自顶向下的特征选择与自底向上的特征枚举相结合的框架，如图 9-1 所示。

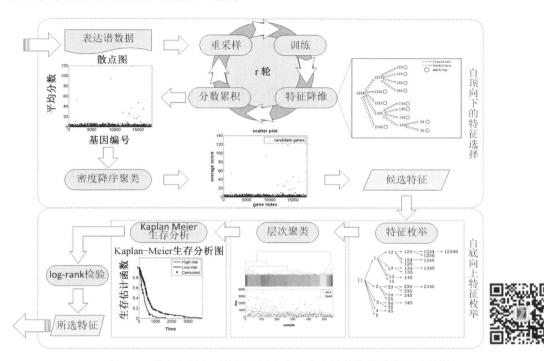

图 9-1　联合自顶向下特征选择和自底向上特征枚举的特征选择框架

首先，鉴于表达谱中基因维度较高而样本量较小的情况，对患者和基因都进行重采样。接着训练多变量 Cox 回归模型。此外，还设计了一种降维算法以获取简洁的基因集，然后对这些简洁基因进行分数累积。经过多轮重采样、训练、降维和分数累积后，便可得到一个展示每个基因累积分数的散点图。利用先前提出的聚类方法来选择候选基因。自顶向下的特征选择对应着一种特征降维策略。

至于自底向上的特征列举，它是一种在低特征维度下的特征列举策略。针对候选基因的每一种组合，进行层次聚类以获得高风险和低风险样本组。对表达谱进行定性和定量的评估，这分别对应着 Kaplan-Meier 生存分析和对数秩检验。实验结果证明了我们方法的有效性。

9.2　联合自顶向下的特征选择和自底向上的特征枚举

9.2.1　自顶向下的特征选择

由于基因组学数据具有高维度和低样本量的特点，很难对不同维度下的所有基因实施自底向上的列举来进行生存回归分析。因此，如图 9-1 所示，提出了一种自顶向下的特征选择策略。

（1）重采样

首先，随机抽取基因和样本用于训练回归模型。每次抽取时，随机选取 90% 的样本，同时随机抽取 5 个基因。为了实现对基因组组学数据中所有表达基因的全面覆盖，抽取过程可能会重复多次。也就是说，抽取的轮数受基因维度影响，且需要提前确定。为了确定轮数，给出如下一个经验公式：

$$\theta = \frac{C_{\max} - C_{\min}}{C_{\max}},\qquad(9\text{-}1)$$

其中，$C_{\max}$ 和 $C_{\min}$ 分别代表经过若干轮抽取后各基因间抽取次数的最大值和最小值。θ 指相对误差。可以用 $\theta \leqslant 0.03$ 确定抽取的轮数。

（2）重采样

在生存分析中，Cox 比例风险分析已被广泛应用。因此，针对每一轮重采样所得到的抽取基因及样本的表达谱进行多变量 Cox 回归分析，并相应地计算出 Wald 统计量，即

$$z_e = \frac{\widehat{\beta_k}}{\widehat{SE}(\widehat{\beta_k})},\qquad(9\text{-}2)$$

其中，$\widehat{\beta_k}$ 指的是回归系数 β_k 的估计值，该回归系数对应于所提取特征的第 k 个分量。$\widehat{SE}(\widehat{\beta_k})$ 表示 $\widehat{\beta_k}$ 的标准差。假定 Wald 统计量服从标准正态分布，那么就可以得到与所提取特征的第 k 个分量相对应的 p 值 p_k。p_k 越小，第 k 个基因的表达与生存时间之间的相关性就越强。

（3）降维

当所提取特征各分量的所有 p 值都足够小时，该提取特征就被认为是有效的。换句话说，当考虑所提取基因的一个子集时，无法得到更小的 p 值了。相反，就需要考虑一种降维策略了。基于广度优先遍历算法，提出了一种递归式的降维方法，其示意图如图 9-1 所示。最初，将所提取的特征视为根节点，预先计算其 p 值。然后，尝试更低维度的特征，每个低维度特征都是从原始特征中去掉一个基因。对于每个子特征，都会获取相应的 p 值。当找到一个局部有效的组合（叶节点）时，比如树形视图中的（1，2，3）组合，就会标记该组合中的基因。然后程序进行回溯，检查其他组合，如（1，2，4）是否有效。当找到所有局部有效的组合时，这一过程结束。相应的算法如下所示。

作为输入部分，$\boldsymbol{D}$ 指的是一个 $g \times n$ 的数据矩阵，其中 g 和 n 分别是基因数量和患者数量。S 和 T 分别是样本的生存状态和生存时间。Mark 用于记录和存储基因的得分。此外，Score 表示一个维度为 q 的用于分数累积的向量。K 表示基因标签集合。N 指的是差集，其不包含变量 k。相应地，$\boldsymbol{D}'$ 表示排除基因 k 的表达情况后的 $\boldsymbol{D}$ 矩阵。该算法遵循递归的方式。也就是说，如果需要进行降维，就要考虑在更低维度上进行计算。在算法 9-1 中，与降维相关的判断条件是表达式 $\exists p_{jl} < p_{jh}$，其中，p_{jl} 和 p_{jh} 分别表示基因 j 在相对较低维度和相对较高维度下的值。此外，label 需要等于 q，这意味着在 $q-1$ 维度下的每个特征至少保留一个具有更低 p 值的变量。

（4）分数累积

算法 9-1 中所示的 Score 用于分数累积。实际上，它可以表示为 $\text{Score} = (a_1, a_2, \cdots, a_{q-1})^{\mathrm{T}}$。对于 $\forall p_{jh} < p_{jl}$，Score 的计算方式如下所示：

$$\text{Score}(j) = \left(\lceil |\lg(p_{jh})| \rceil\right)^{\left(\lceil |\lg(p_{jh})| \rceil - \lceil |\lg(p_{jl})| \rceil\right)}。\qquad(9\text{-}3)$$

反之，Score 的计算方式如下：

$$\text{Score}(j) = \left(\lceil |\lg(p_{jh})| \rceil\right) \times \left(\lceil |\lg(p_{jh})| \rceil - \lceil |\lg(p_{jl})| \rceil\right),\qquad(9\text{-}4)$$

其中，$|\cdot|$ 表示绝对值，$\lceil \cdot \rceil$ 表示向上取整。

（5）基于密度降序的聚类

经过 r 轮重采样、训练、降维和分数累积后，就能得到表达谱中所有基因的分数。基因 j 的最终平均分数可表示为：

$$\widetilde{\text{Score}}(j) = \frac{\text{Score}(j)}{\sum_{e=1}^{r} u_e(j)}, \tag{9-5}$$

其中，当基因 j 在第 e 轮重采样期间被选中时，$u_e(j)=1$；反之，$u_e(j)=0$。根据平均分数，利用先前提出的聚类方法[51]，就可以小规模地找出重要的候选基因。

算法 9-1　降维算法

Algorithm 1 Dimension reduction

Input: Gene expression profile data D; Survival state $S = (s_1, s_2, ..., s_n)$;
　　Survival time $T = (t_1, t_2, ..., t_n)$
Output: The scores of extracted variables $Mark$
1: $Mark = (m_1, m_2, ..., m_q)^{\mathbf{T}} \leftarrow \mathbf{0}$;
2: **if** $q == 2$ **then**
3: 　　$Mark \leftarrow Score$
4: 　　**return** $Mark$
5: **end if**
6: $K \leftarrow \{1, 2, ..., q\}$;
7: $label \leftarrow 0$;
8: **for** $k \leftarrow 1 : q$ **do**
9: 　　$N \leftarrow K \setminus \{k\}$
10: 　　**if** $\exists \, p_{jl} < p_{jh}, j \in N$ **then**
11: 　　　　$label \leftarrow label + 1$
12: 　　**end if**
13: **end for**
14: **for** $k \leftarrow 1 : q$ **do**
15: 　　$N \leftarrow K \setminus \{k\}$
16: 　　$D' \leftarrow D(N, :)$
17: 　　**if** $label == q$ **then**
18: 　　　　$Mark(N) \leftarrow Mark(N) + \text{Dimension reduction}(D', S, T)$
19: 　　**else**
20: 　　　　$Mark(N) \leftarrow Mark(N) + Score$
21: 　　**end if**
22: **end for**
23: **return** $Mark$;

9.2.2　自底向上的特征枚举

通过自顶向下的特征选择策略，基因的总数得以减少，并且能够获得候选基因。为了找出与生存时间显著相关的候选基因组合，提出了一种自底向上的特征枚举策略，如图 9-1 所示。

（1）基于密度降序的聚类

通过对候选基因进行全面枚举，可以基于 Cox 回归分析获得似然比检验结果。即

$$L = \prod_{b=1}^{c} \prod_{d \in E_b} \frac{HR(X_d)}{\sum_{f \in R_b} HR(X_f)}, \tag{9-6}$$

其中，R_b 表示所研究的、直至第 b 个失效时间为止尚未经历相应事件（即死亡）的患者的索引集；c 是不同事件发生时间的数量；E_b 是所有事件发生时间等于第 b 个事件发生时间的患者的索引集；$HR(X_d)$ 可表示为 $\exp\left[\sum_{k=1}^{q} x_{dk}\beta_k\right]$。在该表达式中，$q$ 是组合中基因的数量，x_{dk} 表示患者 d 在基因 k 上的表达值，β_k 表示通过 Cox 比例风险回归得到的基因 k 的系数估计值。每个基因组合对应的 p 值用于评估该基因组合与生存时间之间的相关性。似然比检验的 p 值越小，基因组合与生存时间之间的相关性就越强。将似然比检验对应的 p 值阈值设定为 1×10^{-4}，这意味着 p 值小于 1×10^{-4} 的基因集被认为与生存时间密切相关。

（2）层次聚类

根据多元 Cox 回归分析得出的回归系数 β，可以将每个基因组合的表达情况投影为一个风险评分，该风险评分是 Cox 回归模型的一种线性表示形式。样本 i 的风险评分可表示为 $rs_i = \sum_{k=1}^{q}(\beta_k \times x_{ik})$，其中，$rs_i$ 是样本 i 的风险评分。此外，q 表示所选基因的数量，β_k 表示从 Cox 回归模型得出的基因 k 的相关系数，x_{ik} 指的是样本 i 在基因 k 上的表达情况。利用风险评分，可将样本划分为高风险组和低风险组。并非使用中位风险评分作为阈值，而是考虑采用层次聚类的方法。基于所获得的分类回归树的一级分支，样本能够自动被划分为两组。

（3）Kaplan-Meier 生存分析

进行 Kaplan-Meier 生存分析，以对样本划分的结果进行定性评估。实际上，Kaplan-Meier 生存分析是一种在生存分析领域常用的非参数方法，它可根据观察到的生存时间来估算生存率并绘制生存曲线。假设总共有 c 个时间点，并且每个时间点都用下标 b 来表示。b 是从 1 到 c 的整数，生存概率 $S(t_b)$ 可表示为：

$$S(t_b) = S(t_{b-1}) \times \left(1 - \frac{d_b}{r_b}\right), \tag{9-7}$$

其中，t_b 表示第 b 个时间点。此外，r_b 表示在 t_b 之前的存活数量，d_b 表示在 t_b 时的死亡数量。$S(t_{b-1})$ 表示在前一个时间点 $b-1$ 时的生存概率。当 $t_0 = 0$ 时，$S(t_0) = 1$。

（4）对数秩检验

此外，对数秩检验主要用于定量比较两组样本在生存时间分布上的差异。对数秩检验的零假设是两组的生存曲线相同。如果零假设成立，那么高风险组死亡人数的期望值可通过以下公式计算：

$$\hat{e}_{hb} = \frac{d_{hb} \times n_b}{d_b}, \tag{9-8}$$

其中，d_b 和 n_b 分别表示在生存时间为 t_b 时面临死亡风险的人数以及新增死亡人数。此外，d_{hb} 表示高风险组的死亡风险数。相应地，n_{hb} 的方差估计量通过以下公式计算：

$$\hat{v}_{hb} = \frac{d_{hb} \times d_{lb} \times n_b\left(d_b - n_b\right)}{d_b^2\left(d_b - 1\right)}, \tag{9-9}$$

其中，d_{lb} 表示低风险组的死亡风险数。如果原假设是两组的生存函数相同，那么对数秩统计量可按如下方式计算：

$$Q = \frac{\left[\sum_{b=1}^{c}(n_{hb} - \hat{e}_{hb})\right]^2}{\sum_{b=1}^{c}\hat{v}_{hb}}。 \tag{9-10}$$

该统计量服从自由度为 1 的 χ^2 分布。相应的 p 值能够反映高风险组和低风险组之间的差异。

总之，基于自底向上的特征列举，在 Cox 回归、似然比检验以及对数秩检验中具有最低 p 值的特征在各个维度上被视为是显著的。根据奥卡姆剃刀原则，也就是简单有效的原则，低维度中的显著特征是优先选择项。

9.3　联合特征选择方法的应用

9.3.1　仿真与真实数据

已从 TCGA 数据门户网站下载了 GBM 的 3 级数据，包括 miRNA 表达谱数据、mRNA 表达谱数据以及临床信息。miRNA 表达谱涵盖了来自 548 个样本的 470 种 miRNA。至于 mRNA 表达谱，则涉及来自 553 个样本的 17814 种 mRNA。相应地，从 CGGA 下载了 GBM 的数据，包括含 188 个样本的 miRNA 表达谱数据和 273 个样本的 mRNA 表达谱数据，并将其视为独立测试集。

此外，模拟了两组数据，每组数据都包含处于 40 个维度下的 500 个样本。在每组数据中，含有 38 个维度的表达值，假定这些表达情况是独立同分布的。在每个维度中，表达式保持一个介于 5 到 15 之间的随机均值，以及一个在 0 到 1 之间变化的随机标准差。其余两个维度被定义为与被视作生存时间的输出结果相关。

对于一组模拟数据，显著变量对的表达量服从两个正态分布，并具有清晰的类别边界。对应两类样本的均值向量分别为 $(4，4)^{\mathrm{T}}$ 和 $(10，10)^{\mathrm{T}}$。这两类样本具有相同的协方差矩阵，其表示为 $\begin{pmatrix} 5 & -4 \\ -4 & 6 \end{pmatrix}$。至于另一组模拟数据，显著变量对的表达式服从一个正态分布，其均值向量为 $(8.7，9.6)^{\mathrm{T}}$，协方差矩阵为 $\begin{pmatrix} 2 & -0.6 \\ -0.5 & 1.5 \end{pmatrix}$。

此外，患者 i 的生存时间通过公式 $T_i = \alpha \times \exp(-\beta_1 \times x_{i1} - \beta_2 \times x_{i2})$ 来计算。其中，x_{i1} 和 x_{i2} 分别指患者 i 在显著变量 1 和变量 2 上的表达量。α，β_1 和 β_2 是预先设定的回归参数。当显著变量对的表达式服从两个正态分布时，α，β_1 和 β_2 分别设定为 $\alpha = 5000$，$\beta_1 = 0.02$ 和 $\beta_2 = 0.02$。对于那些服从一个正态分布的情况，若患者存活，则分别设定为 $\alpha = 10000$，若患者死亡，则 $\beta_1 = 0.12$ 和 $\beta_2 = 0.2$；反之，则 $\beta_1 = 0.14$ 和 $\beta_2 = 0.24$。

9.3.2　重采样轮数的确定

为了确定重采样、训练、降维和分数累积步骤的轮次，进行了一项关于随机基因选择的模拟实验。考虑了包含 1000 个基因和 10000 个基因这两种基因维度情况。此外，在每一轮中随机抽取 5 个或 10 个基因。实施了不同轮次的基因选择操作。如图 9-2 所示，横轴指的是基因维度的倍数，该倍数被视作轮次的数量。此外，纵轴表示由公式（9-1）所表达的相对误差。根据经验可以得出，无论抽取的基因数量设定为 5 个还是 10 个，基因维度的 10000 倍都是理想的轮次。为简单起见，将抽取的基因数量设定为 5 个，此时相对误差 $\theta = 0.029$。

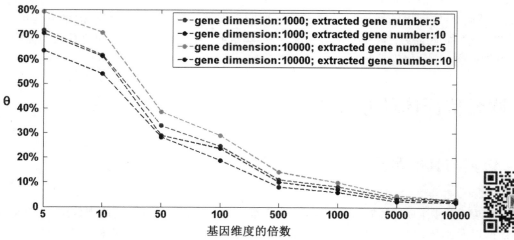

图 9-2   用于确定重采样、训练、降维和分数累积轮次的模拟实验结果

9.3.3   仿真数据的实验结果

为了证明特征选择方法的有效性，在两组模拟数据集上进行了实验。实施了 400000 轮的重采样、训练、降维和分数累积操作，每一轮都包含对 500 个样本中 90%的样本以及 5 个基因的随机选择。在按照公式（9-5），对全部 40 个变量的平均分数进行基于密度降序的聚类之后，使用自顶向下的特征选择策略来挑选显著变量，相应的散点图如图 9-3 所示。这展示了自顶向下特征选择策略的有效性。

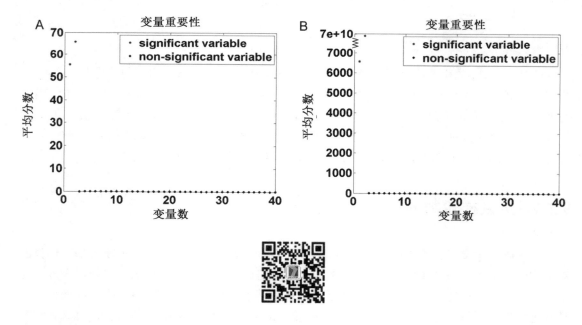

图 9-3   使用自上而下特征选择策略对两组模拟数据集绘制的散点图。A：该散点图显示，显著变量的选择保留了最高平均分数，这些显著变量的表达量共同服从两个正态分布。B：该散点图表明，显著变量的选择具有最高平均分数，这些显著变量的表达量共同服从一个正态分布

相应地，采用自底向上特征选择策略的实验结果由图 9-4 至图 9-7 展示出来。图 9-4 对

应于显著变量对的实验结果，该显著变量对的表达量服从两个正态分布。图 9-4（A）展示了与显著变量对相对应的表达量的散点图，不同颜色指代源于层次聚类的两个样本组。图 9-4（B）呈现了所有样本的生存时间，不同颜色代表两个样本组。图 9-4（C）以热图形式展示了经过层次聚类后所获得的风险评分。图 9-4（D）对应的是以散点图形式呈现的所获得的风险评分，其中两种颜色代表源于层次聚类第一层分支的两个样本组。至于图 9-4（E），它涉及相应的生存时间。

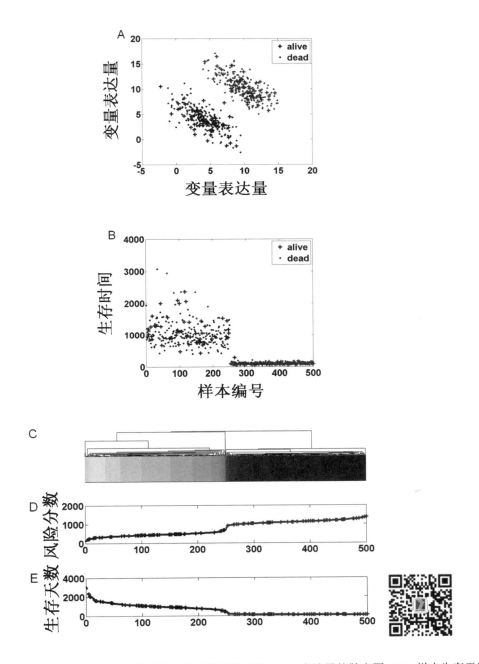

图 9-4　源于表达量服从两个正态分布的显著变量对的实验结果。A：表达量的散点图。B：样本生存天数的散点图。C：经过层次聚类后的风险评分热图。D：与热图相对应的风险评分散点图。E：与热图相对应的生存天数散点图

　　图 9-5 和图 9-6 同样遵循上述布局。图 9-5 展示了针对表达量服从一个正态分布的显著变量对的实验结果。相反，图 9-6 呈现了针对非显著变量对的实验结果。从图 9-6（B）中

可以看出，与图 9-5（B）相比，所得到的两个样本组之间的生存天数差异不太明显。

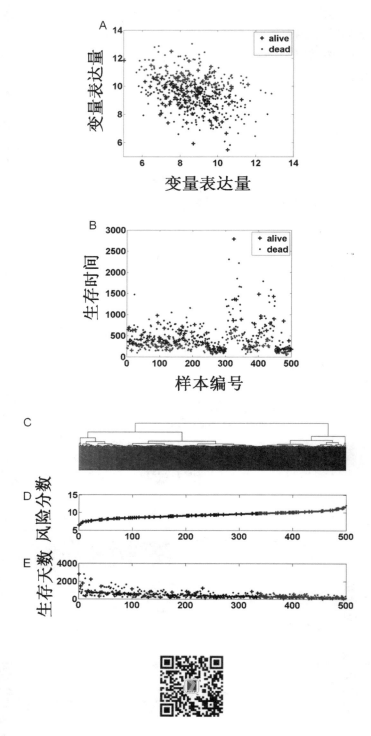

图 9-5　源于表达量服从一个正态分布的显著变量对的实验结果。A：表达量的散点图。B：样本生存天数的散点图。C：经过层次聚类后的风险评分热图。D：与热图相对应的风险评分散点图。E：与热图相对应的生存天数散点图

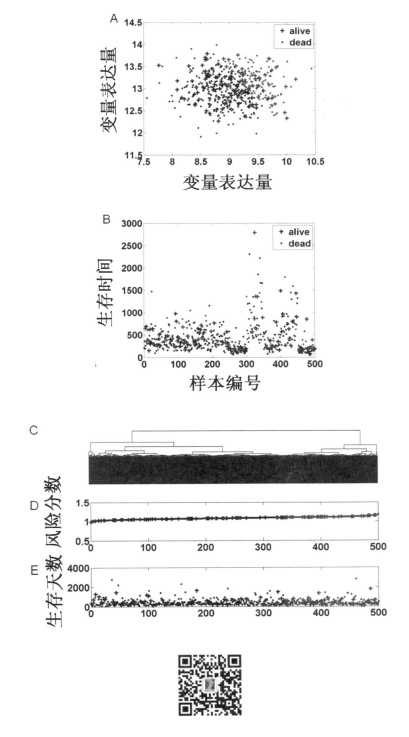

图 9-6　源于表达量服从一个正态分布的非显著变量对的实验结果。A：表达量的散点图。B：样本生存天数的散点图。C：经过层次聚类后的风险评分热图。D：与热图相对应的风险评分散点图。E：与热图相对应的生存天数散点图

相应地，针对源于两个正态分布的显著变量对、源于一个正态分布的显著变量对以及源于一个正态分布的非显著变量对的生存函数的 Kaplan-Meier 估计分别展示在图 9-7（A）、图 9-7（B）和图 9-7（C）中。可以看出，源于两个正态表达式分布的显著变量对在两个样本组之间呈现出比源于一个正态表达式分布的显著变量对更为明显的差异。此外，非显著变量对具有两条难以区分的 Kaplan-Meier 曲线。

定量实验结果列于表 9-1 中。可以看出，这两组显著变量对 Cox 回归的 p 值都较小，这意味着它们与生存时间密切相关。此外，它们的对数秩（log-rank）检验的 p 值也都较小，这表明它们对于划分具有不同生存风险的样本是有用的。

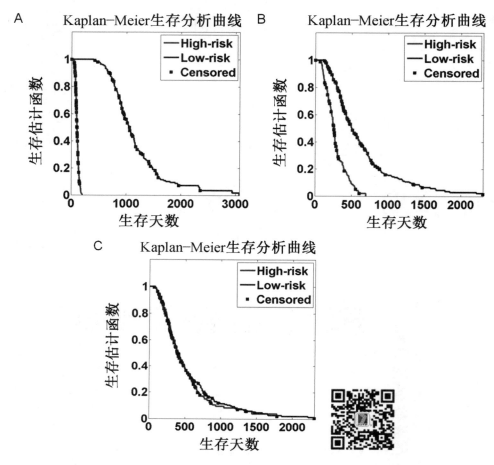

图 9-7　生存函数的 Kaplan-Meier 估计。A：使用源于两个正态分布的显著变量对进行的生存函数的 Kaplan-Meier 估计。B：使用源于一个正态分布的显著变量对进行的生存函数的 Kaplan-Meier 估计。C：使用源于一个正态分布的非显著变量对进行的生存函数的 Kaplan-Meier 估计

表 9-1　在仿真数据上特征选择的定量结果

变量对	p 值（Cox）	p 值（Cox）	p 值（log-rank）
源于两个正态分布的两个显著变量	2.92835×10^{-53}	2.8562×10^{-53}	0
源于一个正态分布的两个显著变量	1.37208×10^{-6}	9.83244×10^{-53}	0
源于一个正态分布的两个非显著变量	0.598141	0.758927	0.671601

此外，还对所提出的特征选择方法和单变量 Cox 回归进行了对比。表 9-2 和表 9-3 分别列出了在变量服从两个正态分布以及一个正态分布的模拟数据上使用单变量模型所得到的定量结果。

表 9-2　在具有服从两个正态分布双变量的模拟数据上，
使用单变量 Cox 回归和对数秩检验所得到的定量结果

变量编号	p 值（Cox）	p 值（log-rank）
1	4.61×10^{-64}	0
2	7.27×10^{-78}	0
3	0.805409	0.716095
4	0.147921	0.316389
5	0.679221	0.201795
6	0.238366	0.0289743
7	0.738467	0.907149
8	0.53238	0.744772
9	0.170511	0.394258
10	0.33447	0.60631
11	0.341861	0.0529885
12	0.43549	0.0387836
13	0.0355703	0.0539617
14	0.318892	0.477865
15	0.803627	0.933348
16	0.443982	0.321908
17	0.608694	0.692779
18	0.77565	0.412156
19	0.322739	0.87835
20	0.752139	0.699261
21	0.614747	0.592283
22	0.170703	0.546907
23	0.0698537	0.205927
24	0.931794	0.546321
25	0.368688	0.954018
26	0.23654	0.691695
27	0.336912	0.819587
28	0.491893	0.537138
29	0.594152	0.97637
30	0.95473	0.994474
31	0.0379785	0.0619988
32	0.0254163	0.0111838
33	0.853752	0.76425
34	0.3044	0.187259
35	0.593968	0.508531
36	0.432916	0.652591
37	0.122711	0.221297
38	0.911667	0.412604
39	0.800093	0.960154
40	0.721735	0.0722268

表 9-3 在具有服从一个正态分布双变量的模拟数据上，
使用单变量 Cox 回归和对数秩检验所得到的定量结果

变量编号	p 值（Cox）	p 值（log-rank）
1	0.161933	0.92832
2	1.28×10^{-46}	0
3	0.603475	0.964638
4	0.769126	0.54196
5	0.881768	0.793547
6	0.358223	0.319125
7	0.910247	0.900809
8	0.702192	0.411718
9	0.256282	0.330742
10	0.912134	0.558072
11	0.831725	0.717332
12	0.866944	0.834583
13	0.307315	0.596993
14	0.789652	0.657916
15	0.285819	0.330142
16	0.575604	0.33193
17	0.432073	0.890272
18	0.105648	0.61295
19	0.69255	0.966712
20	0.602934	0.916445
21	0.783768	0.661149
22	0.647602	0.487035
23	0.279328	0.991272
24	0.673722	0.368725
25	0.405665	0.186468
26	0.662489	0.382586
27	0.443975	0.633667
28	0.557195	0.972851
29	0.407622	0.470497
30	0.230782	0.619293
31	0.268425	0.826346
32	0.052982	0.091546
33	0.415029	0.355717
34	0.305842	0.231149
35	0.525978	0.563549
36	0.786767	0.896718
37	0.379537	0.803078
38	0.701029	0.24369
39	0.378536	0.728499
40	0.971937	0.343346

从表 9-2 中可以毫无疑问地选出这两个显著变量。然而，在表 9-3 中只能选出一个显著变量。这意味着目前常用的用于特征选择的单变量模型可能会受到样本表达分布的影响。相反，所提出的特征选择方法无论样本呈现何种分布都是有效的。所有针对模拟数据开展的实验结果都验证了该特征选择方法的有效性。

9.3.4 GBM 表达谱数据上的实验结果

我们将这种方法应用于 GBM 的表达谱数据，以进行 GBM 的预后预测，分别考虑了 miRNA 和 mRNA 的表达谱。重采样轮次被设定为基因维度的 10000 倍。在每一轮中，随机选取含有 5 种 miRNA 或 mRNA 的 90%的样本用于训练、降维和分数累积。然后，对累积分数进行基于密度递减的聚类，并挑选出候选基因。代表自顶向下特征选择策略输出结果的相应散点图如图 9-8 所示。

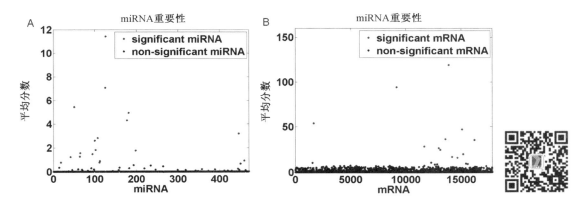

图 9-8 采用自顶向下特征选择策略的 GBM 表达谱散点图。A：选取了具有显著 miRNA 候选物的 GBMmiRNA 表达谱散点图。B：选取了具有显著 mRNA 候选物的 GBMmRNA 表达谱散点图

运用自顶向下的特征选择策略，所选 miRNA 候选物的实验结果列举如下。图 9-9 展示了经过分层聚类后，所选的 18 种 miRNA 的高风险和低风险样本组的 Kaplan-Meier 曲线。

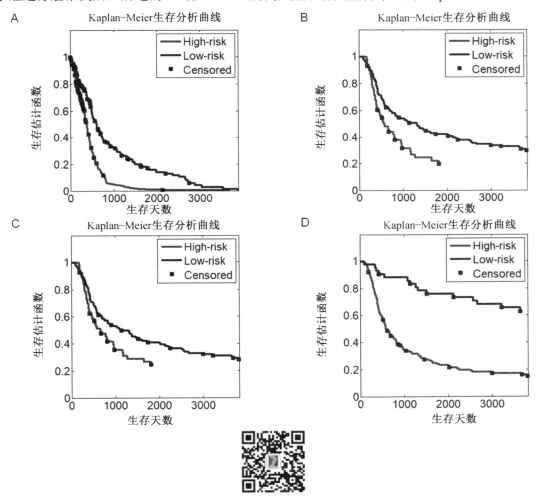

图 9-9 所选 18 种 miRNA 的 Kaplan-Meier 曲线。A：TCGA 上的高风险和低风险曲线。B：CGGA 上的高风险和低风险曲线，采用源自 TCGA 的回归系数 β 以及样本划分阈值。C：CGGA 上的高风险和低风险曲线，使用源自 TCGA 的回归系数 β，阈值已在 CGGA 上重新训练。D：CGGA 上的高风险和低风险曲线，回归系数 β 以及样本划分阈值均在 CGGA 上重新训练

图 9-9（A）呈现了在 TCGA 上选取全部 548 个 GBM 样本时的 Kaplan-Meier 曲线，这些样本被视作训练集。图 9-9（B）代表的是在 CGGA 数据集上的 Kaplan-Meier 曲线，该数据集被视为独立测试集。在此，使用了从训练集中得出的回归系数 β 以及将样本划分为高风险组和低风险组的阈值。图 9-9（C）涉及使用经过训练的回归系数 β，并在独立测试集上重新训练阈值的情况。至于图 9-9（D），它对应的是对回归系数 β 以及样本划分阈值均进行重新训练后的 Kaplan-Meier 曲线。log-rank text 相应的 p 值列于表 9-4 中。

表 9-4　18 个选中 miRNA 的 log-rank text p 值

方案	p 值（log-rank test）
A	5.77316×10^{-15}
B	0.0206241
C	0.142261
D	3.89212×10^{-9}

随后，针对这些 miRNA 候选物采用了自底向上的特征选择策略，其实验结果列举如下。图 9-10 展示了所选的 miRNA 对，即 miR-10b 和 miR-222，经过分层聚类后高风险和低风险样本组的 Kaplan-Meier 曲线。log-rank text 相应的 p 值列于表 9-5 中。

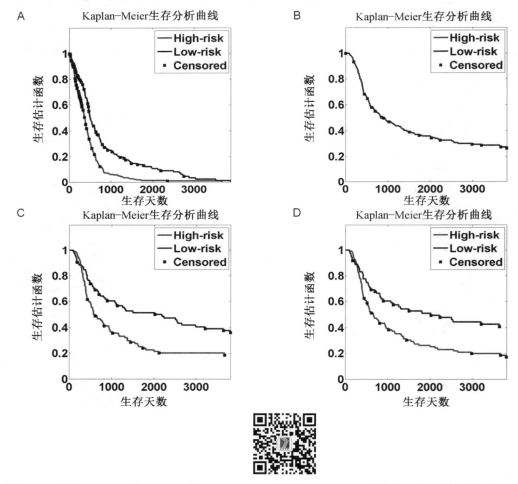

图 9-10　所选 miR-10b 和 miR-222 的 Kaplan-Meier 曲线。A：TCGA 上的高风险和低风险曲线。B：CGGA 上的高风险和低风险曲线，采用源自 TCGA 的回归系数 β 以及样本划分阈值。C：CGGA 上的高风险和低风险曲线，使用源自 TCGA 的回归系数 β，阈值已在 CGGA 上重新训练。D：CGGA 上的高风险和低风险曲线，回归系数 β 以及样本划分阈值均在 CGGA 上重新训练

表 9-5　miR-10b 和 miR-222 的 log-rank text$p$ 值

方案	p 值（log-rank test）
A	5.16003×10^{-10}
B	0.364367
C	0.00139789
D	0.000874917

　　图 9-11 对应于所选 miR-10b 和 miR-222 的实验结果。miR-10b 和 miR-222 的多变量 Cox 回归 p 值列于表 9-6 中，该表展示了它们与 GBM 样本存活时间的密切相关性。为进行对比，已对所选的 18 种 miRNA 进行了单变量 Cox 回归分析。表 9-7 列出了使用单变量模型对 TCGA 中含 GBM 的 18 种 miRNA 表达谱进行分析的量化结果，表中这些 miRNA 是按照其累积分数降序排列的。可以看出，miR-10b 和 miR-222Cox 回归的 p 值变小了，这表明所提出的方法性能更佳。

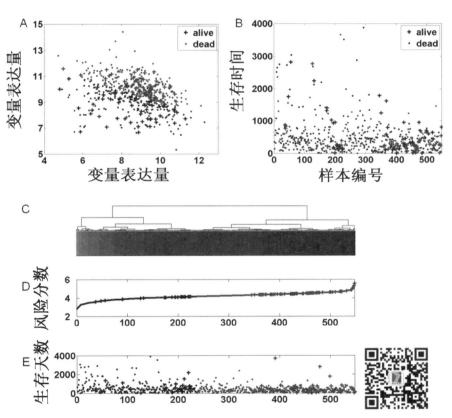

图 9-11　所选 miR-10b 和 miR-222 的实验结果。A：表达量的散点图。B：样本生存天数的散点图。C：经过层次聚类后的风险评分热图。D：与热图相对应的风险评分散点图。E：与热图相对应的生存天数散点图

表 9-6　miR-10b 和 miR-222 在 TCGA-GBM 的 miRNA 表达谱上获得的 Cox 回归 p 值

miRNA	p 值（Cox）
hsa-miR-10b	0.000265094
hsa-miR-222	7.02791×10^{-13}

表 9-7　对 TCGA-BM 的 miRNA 表达谱运用单变量 Cox 回归和 log-rank text 得到的 18 种 miRNA 的
量化结果

miRNA	p 值（Cox）	p 值（log-rank）
hsa-miR-222	$2.42×10^{-10}$	0.003818
hsa-miR-221	$6.83×10^{-8}$	0.015053
hsa-miR-148a	$4.09×10^{-6}$	0.000792
hsa-miR-34a	$1.81×10^{-5}$	0.007151
hsa-miR-340	0.000469526	0.00119
hsa-miR-671	0.183103	0.474465
hsa-miR-204	0.000292259	0.002438
hsa-miR-200a	0.000366508	0.101291
hsa-miR-200b	0.000572443	0.464311
hsa-miR-374	0.0121742	0.277688
hsa-miR-17-5p	0.000768133	0.798655
hsa-miR-198	0.871881	0.504773
hsa-miR-17-3p	0.000895947	0.861737
hsa-miR-140	0.00142022	0.016255
hsa-miR-801	0.0339358	0.37999
hsa-miR-20b	0.00163077	0.007027
hsa-miR-20a	0.0015617	0.006805
hsa-miR-10b	0.287828	0.435453

运用自顶向下的特征选择策略，所选 mRNA 候选物的实验结果列举如下。图 9-12 展示
了经过分层聚类后，所选的 12 种 mRNA 的高风险和低风险样本组的 Kaplan-Meier 曲线。
log-rank text 相应的 p 值列于表 9-8 中。

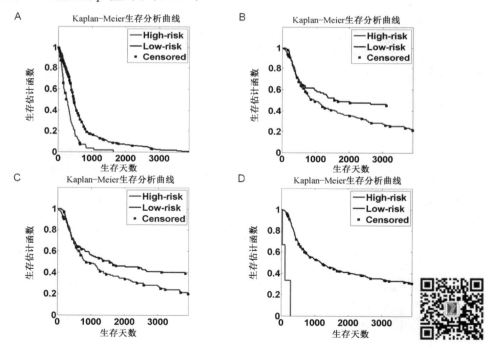

图 9-12　所选 12 个 mRNA 的 Kaplan-Meier 曲线。A：TCGA 上的高风险和低风险曲线。B：CGGA 上的高
风险和低风险曲线，采用源自 TCGA 的回归系数 β 以及样本划分阈值。C：CGGA 上的高风险和低风险曲线，
使用源自 TCGA 的回归系数 β，阈值已在 CGGA 上重新训练。D：CGGA 上的高风险和低风险曲线，回归
系数 β 以及样本划分阈值均在 CGGA 上重新训练

表 9-8　12 个 mRNA 的 log-rank text p 值

方案	p 值（log-rank test）
A	4.63908×10^{-11}
B	0.00663072
C	0.0138622
D	8.21254×10^{-12}

同样地，针对这 12 种 mRNA 采用了自底向上的特征选择策略，其实验结果列举如下。图 9-13 展示了经过分层聚类后，所选的 4 种 mRNA（即 SERPINB5，MAGEA10，TRPM1 和 SOAT2）的高风险和低风险样本组的 Kaplan-Meier 曲线。log-rank test 相应的 p 值列于表 9-9 中。

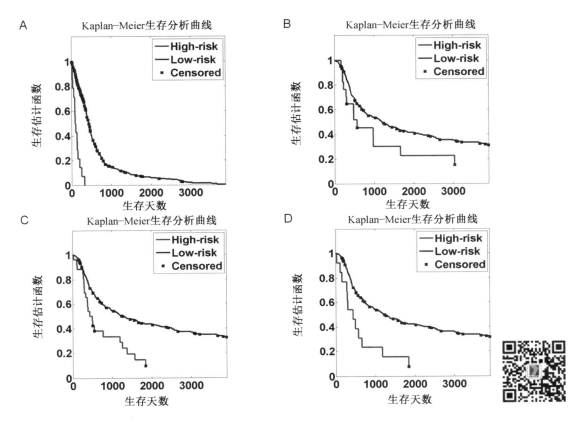

图 9-13　所选 mRNA（SERPINB5，MAGEA10，TRPM1，SOAT2）的 Kaplan-Meier 曲线。A：TCGA 上的高风险和低风险曲线。B：CGGA 上的高风险和低风险曲线，采用源自 TCGA 的回归系数 β 以及样本划分阈值。C：CGGA 上的高风险和低风险曲线，使用源自 TCGA 的回归系数 β，阈值已在 CGGA 上重新训练。D：CGGA 上的高风险和低风险曲线，回归系数 β 以及样本划分阈值均在 CGGA 上重新训练

表 9-9　选中的 4 个 mRNA 的 log-rank text p 值

方案	p 值（log-rank test）
A	6.66134×10^{-16}
B	0.0896892
C	0.000520689
D	0.00129203

为进行对比，已对所选的 12 种 mRNA 进行了单变量 Cox 回归分析。表 9-10 列出了使用单变量模型对 TCGA 中含 GBM 的 12 种 mRNA 表达谱进行分析的量化结果，表中这些 mRNA 是按照其累积分数降序排列的。可以看出，当考虑 log-rank text 时，SERPINB5，MAGEA10，TRPM1 和 SOAT2 的 p 值变小了，这表明所提出的方法性能更佳。

表 9-10　对 TCGA-BM 的 mRNA 表达谱运用单变量 Cox 回归和 log-rank text 得到的 12 种 mRNA 的量化结果

mRNA	p 值（Cox）	p 值（log-rank）
SERPINB5	0.0221712	0.0173567
MAGEA10	0.0912431	0.0314936
C14orf129	0.106773	0.216521
SULT1C4	0.0256482	0.515627
S100A14	0.608292	0.0794022
TRPM1	0.00230936	0.0085028
PGLYRP4	0.0207034	0.0029655
RCSD1	0.509129	0.768515
RHBDF2	0.0105606	0.0464753
SYTL1	0.0238803	0.286898
SLC17A2	0.0292124	0.035708
SOAT2	0.376241	0.994242

9.4　小结

在本章中，我们提出了一个将自顶向下的特征选择与自底向上的特征枚举相结合的框架，用于生存分析。由于表达谱的基因维度较高而样本量较小，这一策略避免了基因表达在生存结果方面出现过拟合的情况。此外，自底向上的基因枚举在计算开销方面能够保持良好的性能。以 GBM 的预后预测为例，所发现的 miRNA 和 mRNA 在不同平台上均展现出了良好的预测结果，这证明了我们所提方法的有效性。

第三部分

基于密度聚类的变量选择方法

第 10 章　基于密度降序的聚类算法

如前文所述,基于密度降序的聚类算法已经广泛地被我们应用到重要基因的自动选择上来。事实上，该方法源于 2014 年发表于《科学》杂志的 *Clustering by fast search and find of density peaks* 一文，后者是一种基于密度的聚类技术，它不仅无须预先确定聚类的数量，而且能够识别任意形状的聚类。由于要在决策图上手动选择聚类中心，属于同一个聚类的样本可能会被划分到两个或更多聚类中，反之亦然。假设那些密度与聚类中心相当的边界点应被视作内部点，我们提出了一种新方法，该方法不仅能够自动找出所有可能的聚类，而且能同时合并那些具有相似性的聚类以得到最终的聚类结果。与论文 *Clustering by fast search and find of density peaks* 不同的是，我们只关注密度，而舍弃了用于衡量聚类中心与更高密度点之间最小距离的相对度量。在大量数据集上进行的定性和定量实验的结果证明了我们所提方法的有效性。

10.1　基于密度降序聚类的研究背景

基于快速搜索和密度峰值查找的聚类（以下简称 DPC）[68]无须预先确定聚类数量就能发现任意形状的聚类，在许多领域都取得了良好的表现。与诸如 DBSCAN[69]，DBCLASD[70] 和 DENCLUE[71]等基于密度的聚类方法相比，该方法声称无须预先选择任何阈值。然而，必须在决策图上交互式地指定聚类中心。当手动选择聚类中心时，源自原始聚类的样本可能会被不恰当地划分，反之亦然。事实上，这种现象可在图 10-1（A）中体现出来。直观地讲，人们可能会在决策图上选择 1 到 6 个点作为聚类中心。

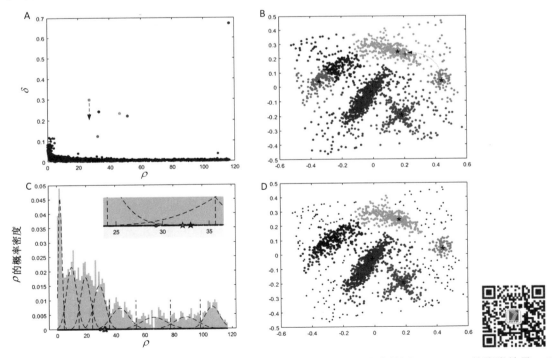

图 10-1　DPC 与我们的方法在合成数据集上的对比结果。A：DPC 的决策图。B：DPC 的聚类结果。C：使用基于 GMM 的模型选择的基于密度的决策图。D：按照样本密度降序遍历并对所有样本进行聚类以及合并具有相似性的聚类之后的实验结果

围绕聚类问题已经提出了许多改进方法，比如利用密度比来实现聚类[72]。再比如一种非参数方法，通过热扩散来选择截断距离以及对核密度估计进行边界校正[73]。此外，有研究提出了一种模糊聚类方法[74]，能有效地自适应选择聚类中心。有的方法对聚类中心与密度较高的点之间的最小距离是否较大进行了比较[75]。有的方法为了计算点与点之间的相似度，额外引入了共享近邻信息[76]。另外，有的研究还设计了一种新颖的统计离群点检测方法来识别聚类中心[77]。

事实上，名为 DPC 的聚类方法基于两个假设。首先，每个聚类内的聚类中心具有最高的局部密度。也就是说，任何密度大于某个聚类中心的样本都应属于除此之外的另一个聚类。其次，聚类中心与某个不仅具有较高局部密度而且来自不同聚类的样本之间的距离通常较大。

实际上，第二个假设即度量指标 δ 通过计算当前点与另一个密度更高的点之间的最小距离来衡量局部间隔，以此寻找聚类中心的应用存在一个小缺陷。以图 10-1（B）中标记为浅蓝色的聚类样本为例，当图 10-1（B）中标记为浅蓝色的聚类样本朝着密度比该聚类中心更高而且与之距离最小的点（即标记为"+"的点）靠近时，图 10-1（A）中与浅蓝色点相对应的聚类中心的度量指标 δ 就会变小。最终，由于在决策图上 δ 直观来看很小，标记为浅蓝色的聚类可能会被错误地合并到标记为土黄色的聚类中。这种趋势可以沿着虚线箭头看出，这些虚线箭头相应地在图 10-1（A）和图 10-1（B）中有所展示。因此，度量指标 δ 将被舍弃。

我们仅聚焦于密度，提出了一种用于自动查找密度峰值的新聚类方法（简称为 A-DPC）。实际上，自动聚类源于这样一个事实：可以根据样本的密度将其分层为聚类中心、内部点和边界点。首先，我们按照密度对所有样本进行降序排序。其次，考虑到密度的一维特性，我们使用基于 GMM 的模型选择（model selection）对密度进行分类，以便用于后续的合并步骤。最后也是最重要的一点，我们提出了一种算法，该算法会遍历所有样本，以尽可能自动地找出聚类，并在假定那些密度与聚类中心相当的边界点应被视为内部点的情况下，合并那些具有相似性的点。在充足数据集上进行的定性和定量实验结果清晰地证明了我们方法的有效性。

10.2   基于密度降序聚类的理论基础

我们将一个数据集表示为 $D = \{x_i \mid i = 1, 2, 3, \cdots, n\}$，其中 n 表示样本数量。样本 i 的局部密度 ρ_i 被定义为：

$$\rho_i = \sum_j \chi(d_{ij} - d_c), \tag{10-1}$$

其中，若 $x < 0$，则 $\chi(x) = 1$，否则，$\chi(x) = 1$。d_{ij} 是样本 i 与样本 j 之间的距离。d_c 是截断距离，根据经验，它通常取所有距离中前 20% 的值。在此，局部密度 ρ_i 表示与样本 i 的距离小于 d_c 的样本数量。当数据量稀少时，也会考虑高斯密度，其定义为：

$$\rho_i = \sum_j e^{-\left(\frac{d_{ij}}{d_c}\right)^2}。\tag{10-2}$$

至于所采用的基于 GMM 的模型选择方法[78]，它有助于对样本的密度进行分层，该方法涉及一种用于估计有限 GMM 的惩罚似然法，以及一种经改进的期望最大化（EM）算法，可同时选择组件数量并估计未知参数。为简便起见，可以选择 Python 软件包 "sklearn.mixture.gaussian" 作为替代方案。

10.3　基于密度降序聚类的算法实现

当舍弃了度量指标δ时，只需关注密度 ρ 即可。遵循 DPC 的第一个假设，密度最大的点必定是一个聚类中心。因此，首先要做的就是根据样本的密度对所有样本进行降序排序。此外，任何具有高密度的点 i 可能是聚类中心或者内部点，但不会是聚类边界点（也就是说，与其距离 $d_{ij} < d_c$ 的相邻点 i 被划分到了不同聚类中）。换句话说，如果一个点的密度与已确定的聚类中心的密度相当，那么它就不可能是聚类边界点。这恰好提供了一种决定是否合并聚类的策略。因此，在对局部密度进行聚类之前，应当先进行密度分类。

10.3.1　样本重排序

考虑到数据的样本数量有限，我们首先使用公式（10-2）来计算每个样本 i 的局部密度 ρ_i，将所有欧几里得距离中的前 2%作为截断值 d_c。如果 $d_{ij} < d_c$，那么样本 j 就被视为样本 i 的相邻点。然后，将所有样本按照它们的密度进行降序排序，以便用于进一步的计算，其结果表示为一个密度向量 $\boldsymbol{\rho}$，其中 $\boldsymbol{\rho} = (\rho_1,\ \rho_2,\ \cdots,\ \rho_n)$。

10.3.2　密度分类

然后，我们利用基于 GMM 的模型选择方法[78]将一维密度进行分组，并绘制出基于密度的决策图，如图 10-1（C）所示。在此，横轴表示密度，其数值以附着在轴上的黑色散点来标注。青色长条对应直方图。虚线表示所获得的高斯分布的概率密度，这些概率密度表示为一个密度高斯集合 G，其中 $G = \{g_1,\ g_2,\ \cdots,\ g_k\}$。从图 10-1（C）中可以看出，标记为红色的边界点与标记为紫色和绿色的两个聚类中心有着相近的密度，因为它们的密度落入了同一个高斯分布中。所得到的分类结果将用于后续的聚类合并步骤。

10.3.3　局部密度聚类

我们聚焦于被视为全局计算的密度ρ，而非度量指标δ。在计算出每个样本 i 的密度 ρ_i 并将它们按降序排列并完成密度分类之后，我们开始按照该顺序遍历所有样本。相应的算法在算法 10-1 中有所阐释。

其中，$N(i)$ 表示与当前点 i 的相邻点相对应的样本索引集合。此外，$\lambda_{N(i)}$ 指的是相应的标签。对于每个点，我们要判断其密度更大的相邻点是否属于任何已有的聚类。如果其密度更高的相邻点都被划分到了同一个聚类中，那么当前点也必须被划分到该聚类中。如果其密度更大的相邻点被划分到了多个聚类中，那就需要进一步判断是否存在这样一个聚类：某个相邻点属于该聚类，且该聚类的中心与当前点具有相同的密度高斯分布，即 ρ_i 和 $\min \rho_{C_S} \in g_r$（其中 C_S 是集合 C 的一个子集，充当与相邻标签集合 S 相对应的样本索引集合）。如果存在这样的情况，那么相邻点所属的那些聚类就要合并为一个聚类。如果不存在，当前点将被划分到那个其已标记点与待划分点距离最小的聚类中。如果其相邻点不属于任何已有的聚类，那么还需要进一步判断待划分点是否落入了密度的最小高斯分布中，或者其密度是否为零。如果是这样，它将被视为噪声，其标签$\lambda_i = 0$。否则，它可被视作一个新的聚类中心。在这种情况下，我们将创建一个新的聚类中心标签，并将该样本索引放入聚类中心集合C中。

算法 10-1　局部密度聚类算法

Algorithm 1 Clustering After Sample Reordering and Density Categorization

---

Require:
 Density vector $P = (\rho_1, \rho_2, \ldots, \rho_n)$, each component of which is sorted in descending order
 Density Gaussian set $G = \{g_1, g_2, \ldots, g_k\}$
Ensure: Cluster center set C, label set $\Lambda = \{\lambda_1, \lambda_2, \ldots, \lambda_n\}$

 initialize d_c, $C \Leftarrow \phi$, each $\lambda_i \Leftarrow 0$, $label \Leftarrow 0$
 for $i \Leftarrow 1$ to n **do**
  if $\exists\, \lambda_{N(i)} \neq 0$ **then**
   $S \Leftarrow \{\lambda_{N(i)}\} \setminus \{0\}$ //(n-1) step
   if $|S| = 1$ **then**
    $\lambda_i \Leftarrow$ the element of S // 1 step
   else
    if ρ_i and $\min \rho_{C_S} \in g_r$, where $r = 1, \ldots, k$ **then**
     //merging step
     $\lambda_l, \lambda_i \Leftarrow \lambda_{\arg\max(\rho_{C_S})}, \forall\, \lambda_l \in S$ // n step
     $C \Leftarrow C \setminus C_s$ // 1 step
     $C \Leftarrow C \bigcup \{\arg\max(\rho_{C_s})\}$ // n step
    else
     $\lambda_i \Leftarrow \lambda_{\arg\min_j(d_{ij})}$, where $\lambda_j \neq 0$ // n step
    end if //Condition expression: ($n * logn$) step
   end if //Condition expression: 1 step
  else
   if ρ_i is not in the last Gauss $\wedge \rho_i \neq 0$ **then**
    $C \Leftarrow C \cup \{i\}$ // 1 step
    $label \Leftarrow label + 1$, $\lambda_i \Leftarrow label$ // 1 step
   end if //Condition expression: 1 step
  end if //Condition expression: (n-1) step
 end for //Loop: (n+1) step, $O(n^2 logn)$

10.4　基于密度降序聚类的应用

为了展示所提方法的有效性，我们生成了一个如图 10-1 所示的合成数据集。相应地，使用 DPC[68]得到的决策图和聚类结果分别展示在图 10-1（A）和图 10-1（B）中。基于密度的决策图以及使用我们的方法得到的自动聚类结果分别列于图 10-1（C）和图 10-1（D）中。可以明显看出，所提出的自动聚类方法比使用 DPC 得到的聚类结果更好。

此外，我们选取了 15 组人工数据，通过与 DPC[68]，DBSCAN[69]，DPC-HD[73]以及 Fuzzy-DPC[74]进行对比，来测试我们算法的有效性。我们之所以与这四种算法进行比较，是因为它们在方法上具有相似性。DPC 利用了局部密度的顺序。至于 DBSCAN，它依据密度邻域进行划分。针对每组数据，我们采用迭代的方式，选取各自的最优参数，并进行多次聚类操作以列出最优的实验结果。相应的参数列于表 10-1 中。默认情况下认为存在噪声。不过，为了展示使用纯密度峰值聚类（即"DPC"，而非"含噪声的 DPC"或"DPC＋噪声"）时能取得更好的结果，也会考虑不存在噪声的情况。至于 A-DPC 之前的 GMM 模型选择，其组件初始数量为 15。采用 K 均值算法来计算初始权重。收敛阈值和最大迭代次数分别为 0.001 和 100。

表 10-1　每组数据各自的最优参数

Data	DPC+noise	DPC	DBSCAN	DPC-HD	Fuzzy-DPC	A-DPC
S1	d_c=0.02	d_c=0.02	$\varepsilon=0.015$, MinPts = 8	-	d_c=0.02	d_c=0.02
S2	d_c=0.02	d_c=0.02	$\varepsilon=0.02$, MinPts = 20	-	d_c=0.02	d_c=0.02
S3	d_c=0.02	d_c=0.02	$\varepsilon=0.018$, MinPts = 22	-	d_c=0.02	d_c=0.02
S4	d_c=0.02	d_c=0.02	$\varepsilon=0.025$, MinPts = 40	-	d_c=0.02	d_c=0.02
Aggregation	d_c=0.02	d_c=0.02	$\varepsilon=0.0526$, MinPts = 14	-	d_c=0.02	d_c=0.02
Compound	d_c=0.024	d_c=0.024	$\varepsilon=0.042$, MinPts = 6	-	d_c=0.024	d_c=0.024
Flame	d_c=0.08	d_c=0.08	$\varepsilon=0.057$, MinPts = 4	-	d_c=0.08	d_c=0.08
D31	d_c=0.01	d_c=0.01	$\varepsilon=0.016$, MinPts = 7	-	d_c=0.008	d_c=0.01
R15	d_c=0.03	d_c=0.03	$\varepsilon=0.028$, MinPts = 12	-	d_c=0.01	d_c=0.03
Spiral	d_c=0.04	d_c=0.04	$\varepsilon=0.06$, MinPts = 2	-	d_c=0.04	d_c=0.04
Pathbased	d_c=0.02	d_c=0.02	$\varepsilon=0.68$, MinPts = 10	-	d_c=0.02	d_c=0.02
Jain	d_c=0.032	d_c=0.032	$\varepsilon=0.058$, MinPts = 2	-	d_c=0.032	d_c=0.032
Revised pathbased	d_c=0.0156	d_c=0.0156	$\varepsilon=0.07$, MinPts = 6	-	d_c=0.0156	d_c=0.0156
Revised Jain	d_c=0.042	d_c=0.042	$\varepsilon=0.07$, MinPts = 6	-	d_c=0.032	d_c=0.032
T48k	d_c=0.012	d_c=0.012	$\varepsilon=0.022$, MinPts = 16	-	d_c=0.012	d_c=0.012
T58k	d_c=0.035	d_c=0.035	$\varepsilon=0.03$, MinPts = 20	-	d_c=0.046	d_c=0.035
T170k	d_c=0.01	d_c=0.01	$\varepsilon=0.022$, MinPts = 16	-	d_c=0.01	d_c=0.01

首先，我们选取了一个包含四组数据（即 S1，S2，S3 和 S4）的数据集[79]，以便在 DPC[68]，DBSCAN[69]，DPC-HD[73]，Fuzzy-DPC[74]以及我们的自动密度峰值聚类（A-DPC）之间进行定性和定量比较。考虑到这四组数据都没有原始标签，我们选取了三个内部评价指标，即 DBI[80]，SC[81]以及 CH[82]，用于评估我们方法的有效性。定性和定量的实验结果分别列于图 10-2 和表 10-2 中。

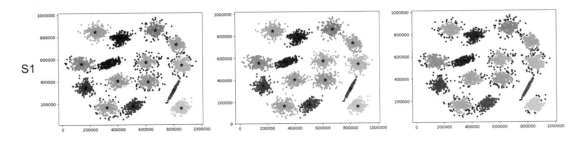

图 10-2　数据集 S1，S2，S3，S4 上进行聚类的定性结果

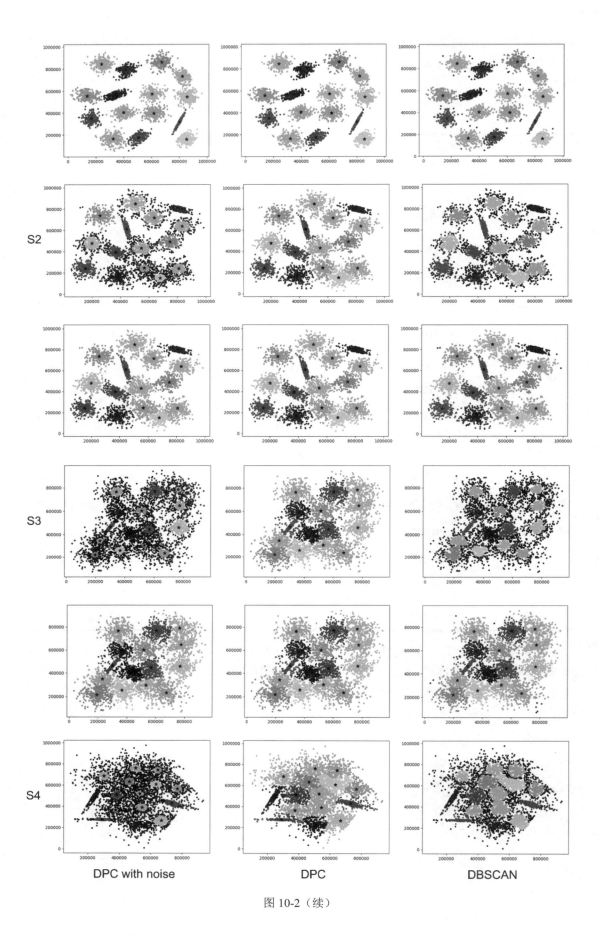

图 10-2（续）

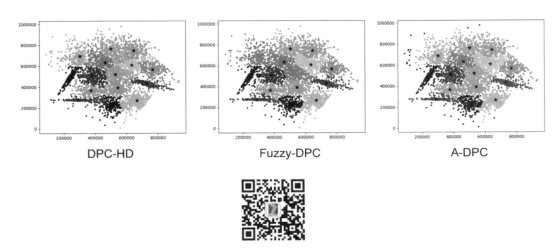

图 10-2（续）

表 10-2　数据集 S1，S2，S3，S4 上进行聚类的定量结果

Data	DBI			SC			CH		
	DPC+noise	DPC	DBSCAN	DPC+noise	DPC	DBSCAN	DPC+noise	DPC	DBSCAN
S1	1.4129	**0.3662**	1.4406	0.6681	**0.7110**	0.4696	5997.9319	**22608.5925**	1418.2341
	DPC-HD	Fuzzy-DPC	A-DPC	DPC-HD	Fuzzy-DPC	A-DPC	DPC-HD	Fuzzy-DPC	A-DPC
	0.3663	**0.3662**	1.5525	0.7109	**0.7110**	0.7078	22603.3956	**22608.5925**	15815.6320
S2	DPC+noise	DPC	DBSCAN	DPC+noise	DPC	DBSCAN	DPC+noise	DPC	DBSCAN
	1.6675	0.4706	1.9644	0.3955	**0.6220**	0.2953	1204.6509	**13249.7742**	653.0391
	DPC-HD	Fuzzy-DPC	A-DPC	DPC-HD	Fuzzy-DPC	A-DPC	DPC-HD	Fuzzy-DPC	A-DPC
	0.4698	0.4706	2.5703	0.6194	**0.6220**	0.6210	13114.6275	**13249.7742**	11270.1868
S3	DPC+noise	DPC	DBSCAN	DPC+noise	DPC	DBSCAN	DPC+noise	DPC	DBSCAN
	1.5534	**0.6561**	1.6343	-0.1842	**0.4851**	-0.0679	171.8577	**7641.4448**	223.0208
	DPC-HD	Fuzzy-DPC	A-DPC	DPC-HD	Fuzzy-DPC	A-DPC	DPC-HD	Fuzzy-DPC	A-DPC
	0.6632	**0.6561**	3.3972	0.4762	**0.4851**	0.4843	7353.9319	**7641.4448**	6536.6902
S4	DPC+noise	DPC	DBSCAN	DPC+noise	DPC	DBSCAN	DPC+noise	DPC	DBSCAN
	2.9544	**0.6817**	3.3236	-0.1000	**0.4654**	0.0776	251.6745	**5852.8935**	362.9914
	DPC-HD	Fuzzy-DPC	A-DPC	DPC-HD	Fuzzy-DPC	A-DPC	DPC-HD	Fuzzy-DPC	A-DPC
	0.7549	0.8218	2.5181	0.4320	0.3917	0.4642	5245.3659	3455.0292	4710.0661

在图 10-2 中可以看出，由于数据分布良好（即聚类内部密度高、边界处密度低），这五种方法都能找到合适的聚类。数据 S1，S2，S3 和 S4 的实验结果表明，使用含噪声的 DPC 时会出现更多噪声点，这是因为将每两个聚类之间边界点的最大密度作为噪声阈值。由于阈值较大，密度较小的内部点会被视作噪声。对于 DBSCAN 而言，噪声被视为那些不是核心点且无法与核心点相连的点。参数"MinPts"用于衡量核心点，"MinPts"越大，得到的核心点就越少，结果就是显示出更多的噪声。相反，若"MinPts"较小，聚类就更有可能被错误合并。我们的方法能够将点划分到更合适的聚类中，因为相较于采用硬性阈值，利用基于 GMM 的密度模型选择可以更恰当地识别噪声。此外，DPC，DPC-HD 以及 Fuzzy-DPC 因忽略噪声的存在而取得了更好的性能表现。

在表 10-2 中，DPC，DPC-HD 以及 Fuzzy-DPC 也取得了更好的 DBI，SC 和 CH 得分。当考虑噪声时，自动密度峰值聚类（A-DPC）相较于含噪声的 DPC 以及 DBSCAN 展现出了良好的性能，因为它获得了更好的 SC 和 CH 得分。然而，A-DPC 的 DBI 得分稍逊一筹。发现的噪声越多，每个聚类内的距离就越小。这就是含噪声的 DPC 和 DBSCAN 的 DBI 得分更低的原因。

其次，我们选取了 6 组数据（即 Aggregation[83]，Compound[84]，Flame[85]，D31[86]，R15[86]以及 Spiral[87]），以便在 DPC，DBSCAN，DPC-HD，Fuzzy-DPC 以及 A-DPC 之间进行定性和定量比较。由于这 6 组数据都保留有原始标签，我们选取了三个外部评价指标，即 MI[88]，ARI[89]以及 FMI[90]，用于评估我们方法的有效性。定性和定量的实验结果分别展示在图 10-3和表 10-3 中。

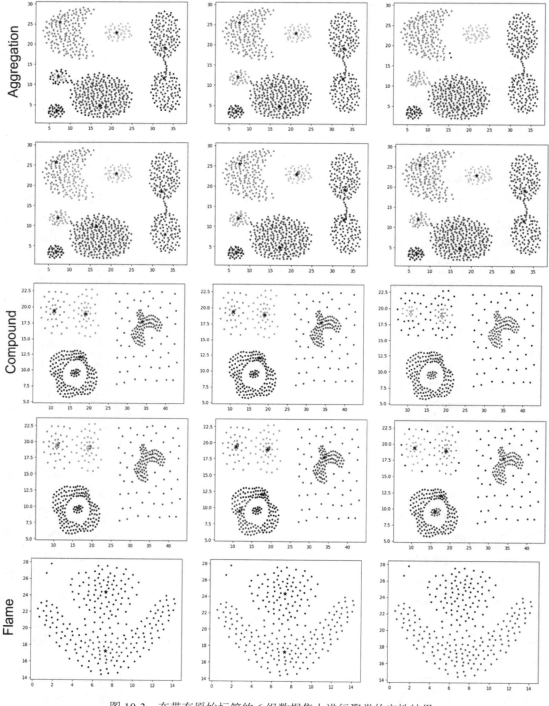

图 10-3   在带有原始标签的 6 组数据集上进行聚类的定性结果

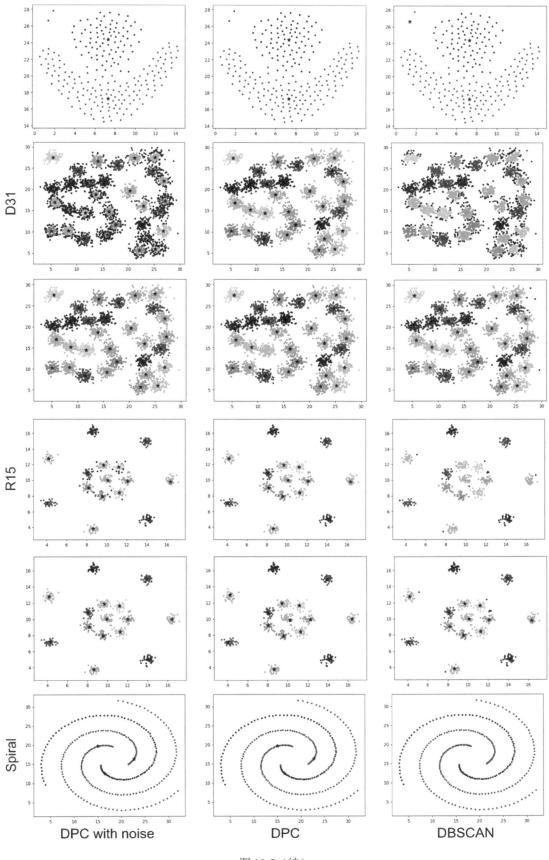

图 10-3（续）

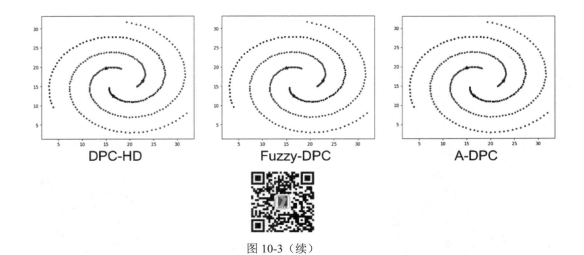

图 10-3（续）

表 10-3　在带有原始标签的 6 组数据集上进行聚类的定量结果

Data	MI			ARI			FMI		
Aggregation	DPC+noise	DPC	DBSCAN	DPC+noise	DPC	DBSCAN	DPC+noise	DPC	DBSCAN
	1.5136	**1.6876**	1.6778	0.8353	**0.9978**	0.9888	0.8705	**0.9983**	0.9912
	DPC-HD	Fuzzy-DPC	A-DPC	DPC-HD	Fuzzy-DPC	A-DPC	DPC-HD	Fuzzy-DPC	A-DPC
	1.6042	**1.6876**	**1.6876**	0.9063	**0.9978**	**0.9978**	0.9265	**0.9983**	**0.9983**
Compound	DPC+noise	DPC	DBSCAN	DPC+noise	DPC	DBSCAN	DPC+noise	DPC	DBSCAN
	1.1876	1.1876	1.3180	0.7826	0.7826	0.8795	0.8548	0.8548	0.9118
	DPC-HD	Fuzzy-DPC	A-DPC	DPC-HD	Fuzzy-DPC	A-DPC	DPC-HD	Fuzzy-DPC	A-DPC
	1.1876	1.2064	**1.4712**	0.7826	0.5895	**0.9658**	0.8548	0.6915	**0.9743**
Flame	DPC+noise	DPC	DBSCAN	DPC+noise	DPC	DBSCAN	DPC+noise	DPC	DBSCAN
	0.2221	**0.6548**	0.6444	0.1615	**1.0000**	0.9659	0.6136	**1.0000**	0.9840
	DPC-HD	Fuzzy-DPC	A-DPC	DPC-HD	Fuzzy-DPC	A-DPC	DPC-HD	Fuzzy-DPC	A-DPC
	0.6548	**0.6548**	**0.6548**	**1.0000**	**1.0000**	0.9881	**1.0000**	**1.0000**	0.9945
D31	DPC+noise	DPC	DBSCAN	DPC+noise	DPC	DBSCAN	DPC+noise	DPC	DBSCAN
	1.9063	**3.2893**	2.7072	0.1011	**0.9370**	0.4311	0.2308	**0.9390**	0.4776
	DPC-HD	Fuzzy-DPC	A-DPC	DPC-HD	Fuzzy-DPC	A-DPC	DPC-HD	Fuzzy-DPC	A-DPC
	3.2842	3.2884	3.2877	0.9346	0.9364	0.9352	0.9366	0.9385	0.9373
R15	DPC+noise	DPC	DBSCAN	DPC+noise	DPC	DBSCAN	DPC+noise	DPC	DBSCAN
	2.6168	**2.6924**	2.4949	0.9317	**0.9928**	0.8656	0.93674	**0.9932**	0.8745
	DPC-HD	Fuzzy-DPC	A-DPC	DPC-HD	Fuzzy-DPC	A-DPC	DPC-HD	Fuzzy-DPC	A-DPC
	2.6924	2.6741	2.6800	**0.9928**	0.9821	0.9817	**0.9932**	0.9833	0.9829
Spiral	DPC+noise	DPC	DBSCAN	DPC+noise	DPC	DBSCAN	DPC+noise	DPC	DBSCAN
	1.09984	**1.09984**	**1.09984**	**1.0000**	**1.0000**	**1.0000**	**1.0000**	**1.0000**	**1.0000**
	DPC-HD	Fuzzy-DPC	A-DPC	DPC-HD	Fuzzy-DPC	A-DPC	DPC-HD	Fuzzy-DPC	A-DPC
	1.09984	**1.09984**	**1.09984**	**1.0000**	**1.0000**	**1.0000**	**1.0000**	**1.0000**	**1.0000**

在图 10-3 中可以看出，我们的 A-DPC 几乎遵循了原始的数据分布，因为它能保持相同的聚类数量并消除恰当的噪声；然而，其他方法进行聚类时却并非如此。在 Compound 数据集上，分别使用 DPC，DBSCAN，DPC-HD，Fuzzy-DPC 以及我们的 A-DPC 所得到的即时

实验结果一目了然。

在表 10-3 中，使用我们的 A-DPC 对 Flame，D31 和 R15 数据集进行聚类的结果与原始样本分布略有差异。在不考虑噪声的情况下，DPC 得出的实验结果最佳。就图 10-3 第三行所示的 Flame 数据集而言，空间左上角的两个散点被划分到了蓝色的聚类中，这使得 A-DPC 获得的 MI，ARI 和 FMI 得分略低。不过，总体而言，我们的方法仍然能得出更好的定量聚类结果，其 MI，ARI 和 FMI 的值更大。

第三，我们另外选取了两组数据（即 Pathbased[87]和 Jain[91]），以便在 DPC，DBSCAN，DPC-HD，Fuzzy-DPC 以及我们的 A-DPC 之间进行定性和定量比较。因为这两组数据都仍然保留着原始标签，所以依旧选取了三个外部评价指标，即 MI，ARI 以及 FMI，用于评估我们方法的有效性。定性和定量的实验结果分别展示在图 10-4 和表 10-4 中。

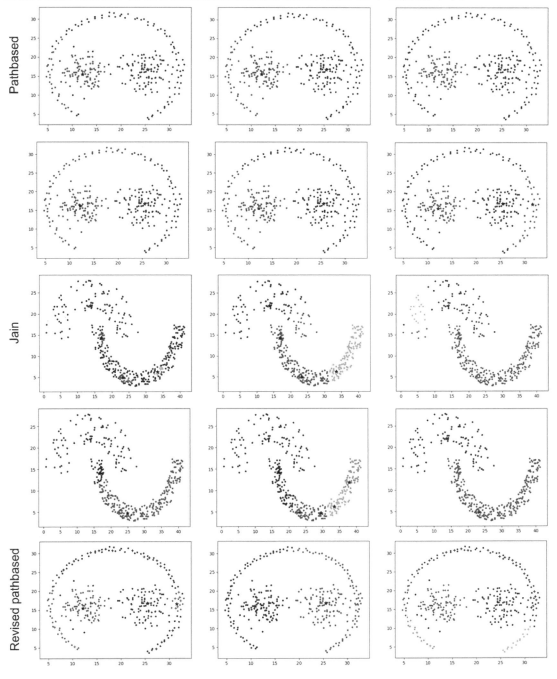

图 10-4　在带有原始标签的另外 2 组数据集上进行聚类的定性结果

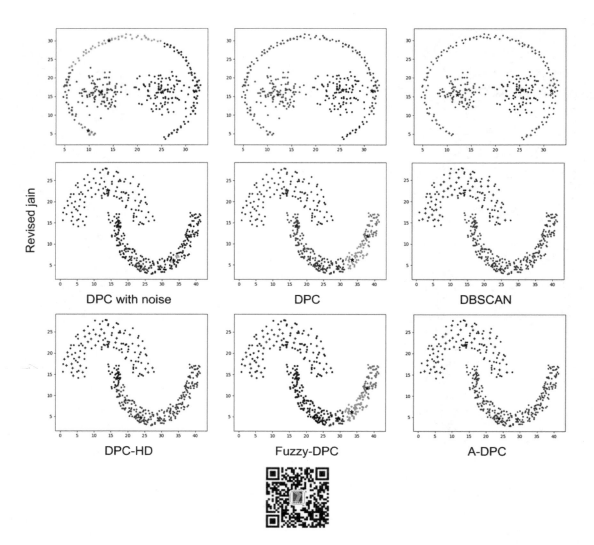

图 10-4（续）

表 10-4　在带有原始标签的另 2 组数据集上进行聚类的定量结果

Data	MI			ARI			FMI		
Pathbased	DPC+noise	DPC	DBSCAN	DPC+noise	DPC	DBSCAN	DPC+noise	DPC	DBSCAN
	0.4399	0.4566	0.8595	0.3834	0.4227	**0.8125**	0.6045	0.6688	**0.8758**
	DPC-HD	Fuzzy-DPC	A-DPC	DPC-HD	Fuzzy-DPC	A-DPC	DPC-HD	Fuzzy-DPC	A-DPC
	0.4389	0.4566	**0.9490**	0.3984	0.4227	0.7726	0.6517	0.6688	0.8449
Jain	DPC+noise	DPC	DBSCAN	DPC+noise	DPC	DBSCAN	DPC+noise	DPC	DBSCAN
	0.4557	0.1564	**0.5731**	0.3025	0.0856	**0.9338**	0.6091	0.6400	**0.9737**
	DPC-HD	Fuzzy-DPC	A-DPC	DPC-HD	Fuzzy-DPC	A-DPC	DPC-HD	Fuzzy-DPC	A-DPC
	0.3649	0.2401	**0.5731**	0.6438	0.017	0.9296	0.8502	0.4317	0.9720
Revised pathbased	DPC+noise	DPC	DBSCAN	DPC+noise	DPC	DBSCAN	DPC+noise	DPC	DBSCAN
	0.4455	0.3275	0.6520	0.3226	0.3140	0.4834	0.5507	0.5561	0.6643
	DPC-HD	Fuzzy-DPC	A-DPC	DPC-HD	Fuzzy-DPC	A-DPC	DPC-HD	Fuzzy-DPC	A-DPC
	0.4846	0.4452	**0.8735**	0.4354	0.3846	**0.7461**	0.6375	0.6040	**0.8298**
Revised jain	DPC+noise	DPC	DBSCAN	DPC+noise	DPC	DBSCAN	DPC+noise	DPC	DBSCAN
	0.6231	0.6231	**0.6307**	0.3953	0.65t62	**1.0000**	0.6560	0.8295	**1.0000**
	DPC-HD	Fuzzy-DPC	A-DPC	DPC-HD	Fuzzy-DPC	A-DPC	DPC-HD	Fuzzy-DPC	A-DPC
	0.4096	0.1647	**0.6307**	0.6723	-0.0496	**1.0000**	0.8505	0.4970	**1.0000**

　　定性和定量分析均显示出较差的结果，这是由于样本量较小，进而导致了密度分布不均衡。为了使密度趋于均衡，我们分别给 Pathbased 和 Jain 数据集补充了 25 个和 31 个数据点（用"+"表示）。相应的定性和定量结果分别列于图 10-4 和表 10-4 的第三行和第四行。可以看出，我们的方法得出了最佳结果，这证明了我们方法的有效性。

　　从图 10-2 到图 10-4 可以得出结论：A-DPC 是一种基于密度的自动聚类方法，它对噪声具有较强的鲁棒性，并且对聚类间密度分布不均衡的情况较为敏感。为了进一步证实这些情况，我们在另外三组数据（即 T48k，T58k 和 T170k）[92]上开展了额外的实验，以便在 DPC，DBSCAN，DPC-HD，Fuzzy-DPC 以及 A-DPC 之间做进一步比较。定性实验结果展示在图 10-5 中。

　　在图 10-5 中，我们的 A-DPC 展现出了对噪声的鲁棒性。在 T48k 数据上，A-DPC 和 DBSCAN 取得的结果都优于 DPC，含噪声的 DPC，DPC-HD 以及 Fuzzy-DPC。对于 T58k 数据，我们的 A-DPC 是唯一一种不仅能够成功完成聚类，而且还能消除噪声影响的方法。由于密度分布不均衡，在 T170k 数据上，A-DPC 所得到的聚类结果几乎和 DBSCAN 一样合适。

　　从图 10-3 到图 10-5 中总能发现，使用 DPC-HD 和 Fuzzy-DPC 会产生意想不到的聚类结果。尽管对 DPC 已经做出了改进，但仍使用了度量指标δ。基于 DPC-HD 运用核函数来计算局部密度，以改进 DPC。对于 Fuzzy-DPC 而言，其利用 ρ 和 δ 的硬性阈值自动选择聚类中心；此外，如果一个聚类与平均密度的其他聚类之间的距离为 d_c，那么临时聚类将会被合并。相比之下，A-DPC 摒弃了 δ，并且在考虑边界点与聚类中心之间的密度可比性的基础上自动合并聚类。

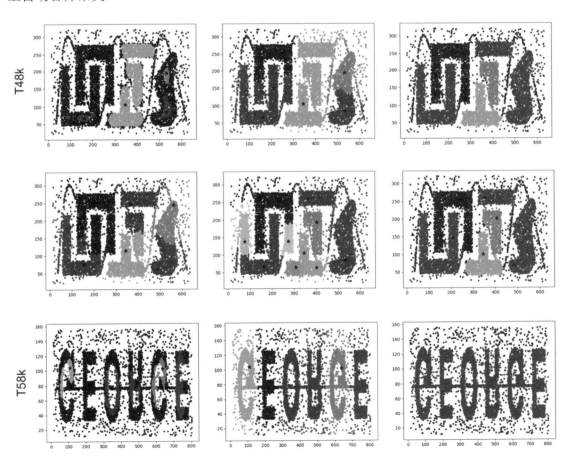

图 10-5　在另外 3 组数据集上进行聚类的定性结果

图 10-5（续）

10.5　小结

本章提出了一种新的聚类方法（即 A-DPC），用于自动寻找密度峰值。A-DPC 仅关注局部密度，它与 DPC 有所不同，后者还考虑了用于衡量聚类中心与更高密度点之间最小距离的度量指标。所有样本按照其密度降序排列。然后，考虑到密度的一维特性，我们利用基于 GMM 的模型选择对密度进行分类，这有助于衡量边界点与其相邻点的某些聚类中心之间的密度可比性。基于边界点若与聚类中心具有可比密度就应被视为内部点这一假设，我们提出了一种算法，该算法可遍历所有样本以自动查找聚类，并同时合并那些具有相似性的聚类。实验结果表明，A-DPC 对噪声具有鲁棒性，并且对聚类间密度分布不均衡的情况较为敏感。

除了聚类间密度分布不均衡之外，截断距离 d_c 也是判断密度和连通性的一个重要条件。截断距离 d_c 的不同取值可能会影响聚类结果。当截断距离 d_c 足够小时，所有点都将被孤立，这使得每个点都自成一个聚类。而当截断距离 d_c 足够大时，所有点都将被归为一个聚类。根据经验，我们通常像 DPC 那样取所有距离中的前 2% 作为截断距离 d_c。如何更合理地设置这一参数将在不久的将来进行探讨。

参 考 文 献

[1] ZHAO X D, WANG L, CHEN G S. Joint covariate detection on expression profiles for identifying microRNAs related to venous metastasis in hepatocellular carcinoma[J]. Scientific Reports, 2020, 7: 5349.

[2] XU L. Bi-linear Matrix-variate analyses, integrative hypothesis tests, and case-control studies[J]. Applied Informatics, 2015, 1: 1-17.

[3] XU L. Matrix-variate discriminative analysis, integrative hypothesis testing, and geno-pheno a5 analyzer[J]. Lecture Notes in Computer Science: Intelligent Science and Intelligent Data Engineering, 2013, 7751: 866-875.

[4] XU L. Integrative hypothesis test and a5 formulation: Sample pairing delta, case control study, and boundary based statistics[J]. Lecture Notes in Computer Science: Intelligent Science and Intelligent Data Engineering, 2013, 8261: 887-902.

[5] YOUSEF M, JUNG S, SHOWE L C, et al. Recursive cluster elimination rce for classification and feature selection from gene expression data[J]. BMC Bioinformatics, 2007, 8: 1-12.

[6] KURSA M B. Robustness of random forest-based gene selection methods[J]. BMC Bioinformatics, 2014, 15: 1-8.

[7] RUSSELL S, MEADOWS L A, RUSSELL R R. Microarray technology in practice[M]. San Diego: Academic Press, 2009.

[8] HOCHBERG Y, TAMHANE A C. Multiple comparison procedures[M]. Danvers: John Wiley, 1985.

[9] BENJAMINI Y, HOCHBERG Y. Controlling the false discovery rate: a practical and powerful approach to multiple testing[J]. Journal of the Royal Statistical Society: Series B （Methodological）, 1995, 57: 289-300.

[10] STOREY J D, TIBSHIRANI R. Statistical significance for genome-wide experiments[J]. Proceedings of the National Academy of Sciences of the United States of America, 2003, 100: 9440-9445.

[11] STOREY J D, TIBSHIRANI R. SAM thresholding and false discovery rates for detecting differential gene expression in DNA microarrays. The analysis of gene expression data[M]. New York: Springer, 2003.

[12] PHIPSON B, LEE S, MAJEWSKI I J, et al. Robust hyperparameter estimation protects against hypervariable genes and improves power to detect differential expression[J]. The Annals of Applied Statistics, 2016, 10: 946-963.

[13] RITCHIE M E, PHIPSON B, WU D, et al. Limma powers differential expression analyses for RNA-sequencing and microarray studies[J]. Nucleic Acids Research, 2015,43: e47.

[14] POLLARD K S, DUDOIT S, van der LAAN M J. Multiple testing procedures: the multiset package and application to genomics[M]. Bioinformatics and Computational Biology Solutions Using R and Bioconductor. New York: Springer, 2005.

[15] BOCA S M, LEEK J T. A direct approach to estimating false discovery rates conditional on covariates[J]. PeerJ, 2018, 6: e6035.

[16] HUANG T, PENG H, ZHANG K. Model selection for Gaussian mixture models[J]. Statistica Sinica. 2017, 27: 147-169.

[17] BISHOP C M. Pattern recognition and machine learning[M]. New York: Springer, 2006.

[18] COX D R. Regression models and life tables （with discussion） [J]. Journal of Royal Statistical Society: Series B, 1972, 34: 187-220.

[19] LI H, GUI J. Partial Cox regression analysis for high dimensional microarray gene expression data[J]. Bioinformatics, 2004, 20: i208-i215.

[20] LI L, LI H. Dimension reduction methods for microarrays with applications to censored survival data[J]. Bioinformatics, 2004, 20: 3406-3412.

[21] WALLACE M L. Time-dependent tree-structured survival analysis with unbiased variable selection through permutation tests[J]. Statistics in Medicine, 2014, 33: 4790-4804.

[22] KAWAGUCHI A, YAJIMA N, TSUCHIYA N. Homma J, et al. Gene expression signature-based prognostic risk score in patients with glioblastoma[J]. Cancer Science, 2013, 104: 1205-1210.

[23] GUI J, LI H. Penalized Cox regression analysis in the high dimensional and low sample size settings, with applications to microarray gene expression data[J]. Bioinformatics, 2005, 21: 3001-3008.

[24] EVERS L, MESSOW C M. Sparse kernel methods for high dimensional survival data[J]. Bioinformatics, 2008, 24: 1632-1638.

[25] CHENG W, REN X, CAI J, et al. A five-miRNA signature with prognostic and predictive value for MGMT promoter-methylated glioblastoma patients[J]. Oncotarget, 2015, 6: 29285-29295.

[26] SHAN X, ZHANG C, WANG Z, et al. Prognostic value of a nine gene signature in glioma patients based on mRNA expression profiling[J]. CNS Neuroscience and Therapeutics, 2014, 20: 112-118.

[27] VLACHOS I S, ZAGGANAS K, PARASKEVOPOULOU M D, et al. DIANA-miRPath v3.0: deciphering microRNA function with experimental support[J]. Nucleic Acids Research, 2015, 43: W460-W466.

[28] VLACHOS I S, PARASKEVOPOULOU M D, KARAGKOUNI D, et al. DIANA-TarBase v7.0: indexing more than half a million experimentally supported miRNA: mRNA interactions[J]. Nucleic Acids Research, 2015, 43: D153-D159.

[29] ISHWARAN H, KOGALUR U B, BLACKSTONE E H, et al. Random survival forests[J]. Annals of Applied Statistics, 2008, 2: 841-860.

[30] AROMOLARAN O, AROMOLARAN D, ISEWON I, et al. Machine learning approach to gene essentiality prediction: a review[J]. Briefings in Bioinformatics, 2021, 22: bbab128.

[31] GOEMAN J J, SOLARI A. Multiple hypothesis testing in genomics[J]. Statistics in Medicine, 2014, 33: 1946–1978.

[32] LOVE M I, HUBER W, ANDERS S. Moderated estimation of fold change and dispersion for RNA-seq data with deseq2[J]. Genome Biology, 2014, 15: 550.

[33] McCARTHY D J, CHEN Y, SMYTH G K. Differential expression analysis of multifactor RNA-seq experiments with respect to biological variation[J]. Nucleic Acids Research, 2012, 40:4288-4297.

[34] ROBINSON M D, McCARTHY D J, SMYTH G K. edgeR: a bioconductor package for differential expression analysis of digital gene expression data[J]. Bioinformatics, 2010, 26:139-140.

[35] ZOLOTAREVA O, KHAKABIMAMAGHANI S, ISAEVA O I, et al. Identification of differentially expressed gene modules in heterogeneous diseases[J]. Bioinformatics, 2021, 37: 1691-1698.

[36] CHEN J, MI X L, NING J, et al. A tail-based test to detect differential expression in RNA-sequencing data[J]. Statistical Methods in Medical Research, 2021, 30: 261-276.

[37] JI Y, YU C, ZHANG H. contamDE-lm: linear model-based differential gene expression analysis using next-generation RNAseq data from contaminated tumor samples. Bioinformatics[J], 2020, 36: 2492-2499.

[38] GHOSH K K, BEGUM S, SARDAR A, et al. Theoretical and empirical analysis of filter ranking methods: experimental study on benchmark DNA microarray data[J]. Expert Systems with Applications, 2021, 169: 114485.

[39] SUN C Q, ZHAO X D. Joint covariate detection on expression profiles for selecting prognostic miRNAs in glioblastoma[J]. Biomed Research International, 2017, 2017: 3017948.

[40] LIU X, GARRET J, RÄTSCH G, et al. Mutational signature learning with supervised negative binomial non-negative matrix factorization[J]. Bioinformatics, 2020, 36: i154–i160.

[41] LIU X, YANG M C K. Identifying temporally differentially expressed genes through functional principal components analysis[J]. Biostatistics, 2009, 10: 667-679.

[42] KANJI G K. 100 statistical tests[M]. 3rd Edition. London: SAGE Publication, 2006.

[43] SHEN Y, CHU Q, YIN X, et al. TOD-CUP: a gene expression rank-based majority vote algorithm for tissue origin diagnosis of cancers of unknown primary[J]. Briefings in Bioinformatics, 2021, 22: 2106-2118.

[44] LI Y, LIU YN, WU Y M, et al. JCD-DEA: a joint covariate detection tool for differential expression analysis on tumor expression profiles[J]. BMC Bioinformatics, 2019, 20: 365.

[45] SUN B, ZHAO X D, MING J G, et al. Stepwise detection and evaluation reveal miR-10b and miR-222 as a remarkable prognostic pair for glioblastoma[J]. Oncogene, 2019, 38: 6142-6157.

[46] FU H, ARCHER K J. High-dimensional variable selection for ordinal outcomes with error control[J]. Briefings in Bioinformatics, 2021, 22: 334-345.

[47] JIANG T, LI Y, Motsinger-Reif A A. Knockoff boosted tree for model-free variable selection[J]. Bioinformatics, 2021, 37: 976-983.

[48] ZHAO X D, JIAO Q, LI H Y, et al. ECFS-DEA: an ensemble classifier-based feature selection for differential expression analysis on expression profiles[J]. BMC Bioinformatics, 2020, 21: 43.

[49] MAO W, RAHIMIKOLLU J, HAUSLER R, et al. DataRemix: a universal data transformation for optimal inference from gene expression datasets[J]. Bioinformatics, 2021, 37: 984-991.

[50] YANG Y, ZHANG T, XIAO R, et al. Platform-independent approach for cancer detection from gene expression profiles of peripheral blood cells[J]. Briefings in Bioinformatics, 2020, 21: 1006-1015.

[51] LIU T, LI H Y, ZHAO X D. Clustering by search in descending order and automatic find of density peaks[J]. IEEE Access, 2019, 7: 133772-133780.

[52] von ROEMELING C A, RADISKY D C, MARLOW L A, et al. Neuronal pentraxin 2 supports clear cell renal cell carcinoma by activating the AMPA-selective glutamate

receptor-4[J]. Cancer Research, 2014, 74: 4796-4810.

[53] LAMBROU G I, SDRAKA M, KOUTSOURIS D. The "Gene Cube": a novel approach to three-dimensional clustering of gene expression data[J]. Current Bioinformatics, 2019, 14: 721-727.

[54] CHENG X P, CAI H M, ZHANG Y, et al. Optimal combination of feature selection and classification via local hyperplane-based learning strategy[J]. BMC Bioinformatics, 2015, 16: 219.

[55] CAI H M, RUAN P Y, NG M, et al. Feature weight estimation for gene selection: a local hyper linear learning approach[J]. BMC Bioinformatics, 2014, 15: 70.

[56] SHMUELI G. To Explain or to Predict[J]. Statistical Science, 2010, 25: 289-311.

[57] BREIMAN L. Random forests[J]. Machine Learning, 2001, 45: 5-32.

[58] WEI W, LI Y, HUANG T. Using machine learning methods to study colorectal cancer tumor micro-environment and its biomarkers[J]. International Journal of Molecular Sciences, 2023, 24: 11133.

[59] NAEMI A, SCHMIDT T, MANSOURVAR M, et al. Quantifying the impact of addressing data challenges in prediction of length of stay[J]. BMC Medical Informatics and Decision Making, 2021, 21: 298.

[60] LIU Y N, ZHAO X D, BIAN J L, et al. Feature selection combined with top-down and bottom-up strategies for survival analysis: A case of prognostic prediction in glioblastoma[J]. Computers in Biology and Medicine, 2023, 153: 106486.

[61] ZHAO X D, LIU T, WANG G H. Ensemble classification-based signature discovery for cancer diagnosis in RNA expression profiles across different platforms[J]. Briefings in Bioinformatics, 2022: bbac185.

[62] JANG Y, SEO J, JANG I, et al. CaPSSA: visual evaluation of cancer biomarker genes for patient stratification and survival analysis using mutation and expression data[J]. Bioinformatics, 2019, 35: 5341–5343.

[63] PAK K, OH S O, GOH T S, et al. A user-friendly, web-based integrative tool （ESurv） for survival analysis: Development and validation study[J]. Journal of Medical Internet Research, 2020, 22: e16084.

[64] WANG W, LIU W. Integration of gene interaction information into a reweighted Lasso-Cox model for accurate survival prediction[J]. Bioinformatics, 2020, 36: 22-23.

[65] OZHAN A, TOMBAZ M, KONU O. SmulTCan: A shiny application for multivariate survival analysis of TCGA data with gene sets[J]. Computers in Biology and Medicine, 2021, 137: 104793.

[66] XIN J, WU Y, BEN S, et al. CoSMeD: a user-friendly web server to estimate 5-year survival probability of left-sided and right-sided colorectal cancer patients using molecular data[J]. Bioinformatics, 2021, 38: 278-281.

[67] LÁNCZKY A, GYŐRFFY B. Web-based survival analysis tool tailored for medical research （KMplot） : Development and implementation[J]. Journal of Medical Internet Research, 2021, 23: e27633.

[68] RODRIGUEZ A, LAIO A. Clustering by fast search and find of density peaks[J]. Science, 2014, 344: 1492-1496.

[69] ESTER M, KRIEGEL H P, SANDER J, et al. A density-based algorithm for discovering clusters a density-based algorithm for discovering clusters in large spatial databases with

noise[M]. in Proc. 2nd Int. Conf. Knowl. Discovery Data Mining, Oregon, Portland, 1996: 226-231.

[70] XU X, ESTER M, KRIEGEL H P, et al. A distribution-based clustering algorithm for mining in large spatial databases[M]. in Proc. 14th Int. Conf. Data Eng., Orlando, FL, USA, 1998: 324-331.

[71] HINNEBURG A, KEIM D A. An efficient approach to clustering in large multimedia databases with noise[M]. in Proc. 4th Int. Conf. Knowl. Discovery Data Mining, New York, NY, USA, 1998: 58-65.

[72] ZHU Y, TING K M, CARMAN M J. Density-ratio based clustering for discovering clusters with varying densities[J]. Pattern Recognition, 2016, 60: 983-997.

[73] MEHMOOD R, ZHANG G, BIE R, et al. Clustering by fast search and find of density peaks via heat diffusion[J]. Neurocomputing, 2016, 208: 210-217.

[74] BIE R, MEHMOOD R, RUAN S, et al. Adaptive fuzzy clustering by fast search and find of density peaks[J]. Personal and Ubiquitous Computing, 2016, 20: 785-793.

[75] LI Z, TANG Y. Comparative density peaks clustering[J]. Expert Systems and Applications, 2017, 95: 236-247.

[76] LIU R, WANG H, YU X. Shared-nearest-neighbor-based clustering by fast search and find of density peaks. Information[J]. Sciences, 2018, 450: 200-226.

[77] YAN H Q, WANG L, LU Y G. Identifying cluster centroids from decision graph automatically using a statistical outlier detection method[J]. Neurocomputing, 329: 348-358.

[78] HUANG T, PENG H, ZHANG K. Model selection for Gaussian mixture models[J]. Statistica Sinica, 2017, 27: 147-169.

[79] FRÄNTI P, VIRMAJOKI O. Iterative shrinking method for clustering problems[J]. Pattern Recognition, 2006, 39: 761-775.

[80] DAVIES D L, BOULDIN D W. A cluster separation measure, IEEE Transactions on Pattern Analysis and Machine Intelligence, 1979, 1: 224-227.

[81] ROUSSEEUW R J. Silhouettes: A graphical aid to the interpretation and validation of cluster analysis[J]. Journal of Computational and Applied Mathematics, 1987, 20: 53-65.

[82] CALIŃSKI T, HARABASZ J. A dendrite method for cluster analysis[J]. Communications in Statistics, 1974, 3: 1-27.

[83] GIONIS A, MANNILA H, TSAPARAS P. Clustering aggregation[M]. in Proc. 21st Int. Conf. Data Eng., Tokyo: 2005.

[84] ZAHN C T. Graph-theoretical methods for detecting and describing gestalt clusters[J]. IEEE Transactions on Computers, 1971, C-20: 68-86.

[85] FU L M, MEDICO E. FLAME, a novel fuzzy clustering method for the analysis of DNA microarray data[J]. BMC Bioinformatics, 2017, 8: 3.

[86] VEENMAN C J, REINDERS M J T, BACKER E. A maximum variance cluster algorithm[J]. IEEE Transactions. on Pattern Analysis and Machine Intelligence, 2002, 24: 1273-1280.

[87] CHANG H, YEUNG D Y. Robust path-based spectral clustering[J]. Pattern Recognition, 2008, 41: 191-203.

[88] THODORIDIS S, KOUTROUMBAS K. Pattern Recognition[M]. 4th Edition. Burlington: Academic, 2009.

[89] HUBERT L, ARABIE P. Comparing partitions[J]. Journal of Classification, 1985, 2: 193-218.

[90] FOWLKES E B, MALLOWS C L. A method for comparing two hierarchical clusterings[J]. Journal of the American Statistical Association, 1983, 78：553-569.

[91] JAIN A K, LAW M H C. Data clustering: A user's dilemma[M]. In Proc. 1st Int. Conf. Pattern Recognit. Mach. Intell., Kolkata: 2005.

[92] KARYPIS G, HAN E H, KUMAR V. Chameleon: hierarchical clustering using dynamic modeling[J]. Computer, 1999, 32: 68-75.